U0289954

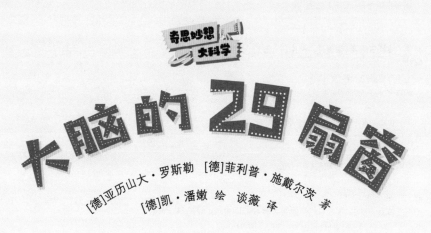

奇思妙想 大科学

大脑的 29 扇窗

[德]亚历山大·罗斯勒 [德]菲利普·施戴尔茨 著

[德]凯·潘嫩 绘 谈薇 译

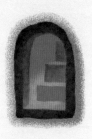

21 二十一世纪出版社集团
21st Century Publishing Group

图书在版编目（CIP）数据

大脑的 29 扇窗 /（德）亚历山大·罗斯勒,（德）菲利普·施戴尔茨著；谈薇译. -- 南昌：二十一世纪出版社集团, 2024.4

（"奇思妙想大科学"系列）

ISBN 978-7-5568-7974-8

Ⅰ.①大… Ⅱ.①亚… ②菲… ③谈… Ⅲ.①大脑 – 青少年读物 Ⅳ.① R338.2–49

中国国家版本馆 CIP 数据核字 (2024) 第 009510 号

29 Fenster zum Gehirn

written by Alexander Rösler, Philipp Sterzer and illustrated by Kai Pannen

@ 2013 by Arena Verlag GmbH, Würzburg, Germany.

www.arena-verlag.de

Chinese language edition arranged through HERCULES Business & Culture GmbH, Germany

版权合同登记号：14-2021-0045

审订 复旦大学附属华山医院 黄翔

奇思妙想大科学

DANAO DE ERSHIJIU SHAN CHUANG

大脑的 29 扇窗

[德]亚历山大·罗斯勒
[德]菲利普·施戴尔茨/著
谈薇/译

出 版 人	刘凯军			
责任编辑	杨 华			
美术编辑	韩 旭			
特约编辑	梅 竹			
出版发行	二十一世纪出版社集团（江西省南昌市子安路75号　330025）			
网　　址	www.21cccc.com　cc21@163.net			
经　　销	全国各地书店	印　张	5.75
开　　本	889 mm×1300 mm　1/32	印　数	1~5000册
字　　数	90千字	版　次	2024年4月第1版
书　　号	ISBN 978-7-5568-7974-8	印　次	2024年4月第1次印刷
印　　刷	北京顶佳世纪印刷有限公司	定　价	38.00元

赣版权登字-04-2023-809　　　　版权所有，侵权必究

购买本社图书，如有问题请联系我们：扫描封底二维码进入官方服务号。

服务电话：010-64462163（工作时间可拨打）；服务邮箱：21sjcbs@21cccc.com。

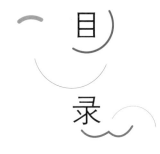

目录

你的大脑为什么想知道更多有关自己的事情?

了解一下你的大脑

你的大脑为什么想知道更多有关自己的事情？

很多看似偶然的事情其实并不偶然，比如你把这本书拿在手中，或许是因为你正在书店中闲逛，想读点儿东西，但还不知道读什么。你对这本书很好奇，这种好奇首先反映给大脑，然后，你的双手拿起书，翻开它，摆成正确的角度，这些都是由你的大脑指挥的。你，或者说你的大脑，学会了读书，学会了把文字转换为相应的意思，甚至可以了解大脑自身。但你真的了解你的大脑吗？

对于大脑，我们了解吗？我们确实了解一部分，但是迄今为止还没有人能够真正地了解大脑的全部。我们对大脑了解得越多，就越觉得有趣，解决了一个问题，又出现两个更新的问题……如果你想知道更多有关大脑的事情，那么就买下这本书读一读吧，你的大脑会做得很好。

"大脑"这个主题乍看并不怎么新奇，毕竟人人都有一个大脑，那么它究竟有什么神奇的地方呢？

大脑看上去像个大号核桃仁，脂肪含量和硬质干酪差不多。当你读到"核桃"这个词时，你的大脑里可能就会浮现一些画面，一些有关某种特定味道、特定色彩的想象，也许还有一段在大树下捡核桃的回忆，或是一段很久以前吃核桃的回忆；当你握紧拳头挤压两个核桃时，经验告诉你需要用多大力气就可以使其中一个裂开。读到"核桃"这个词时，你可能就已经馋得流口水了，同样，在读到"硬质干酪"这个词时也可能会流。更巧妙的是，硬质干酪富含天然增味剂——谷氨酸，大脑中也存在这样一种重要的神经递质。

同时，你会发现"条条大路通大脑"。当人们开始思考时，任何思想都无法脱离大脑。真有趣！为什么会这样呢？

阅读这本书时，你可以依照传统从头读到尾，也可以交叉读，跳着读，信手涂写。而我们也特别期待你停下来想一想，如果你的大脑里蹦出了新问题，那就太棒了！

1.

脑有一个大大的、柔软的部分，就是俯视看到的部分——大脑；一个小一点儿的、硬一点儿的部分，你在大脑的后下方可以看到它——小脑。这两部分加起来的重量，成年人的大约是1.5千克，大象的约是5千克，老鼠的约是2克。

2.

人类大脑大约有1000亿个神经细胞（神经元），而神经胶质细胞数量则更多，它们给神经细胞提供支持和营养。

了解一下你的大脑

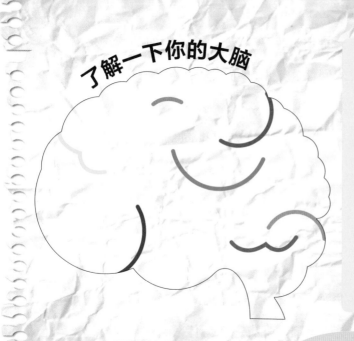

3.

神经细胞之间或神经细胞与其他细胞之间传递神经冲动，进行通信联络的特殊连接部位叫突触。人脑中可以达到100万亿个突触，也就是说，1立方毫米的人脑包含大约上亿个甚至更多个突触。

5.

脑神经由脑发出，大部分分布在头部的感觉器官、皮肤、肌肉等处，也有的通向内脏器官。

4.

通过这些连接，神经细胞可以加强彼此之间的信号，但也能削弱它们。神经细胞之间的这种连接一部分是出生时就存在的，另一部分是后天形成的。各个脑区会有一个"工作的重点"，例如语言、记忆、情绪、注意力等。

我看到的，你看不见

感知与意识

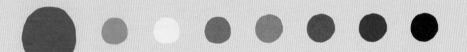

当大脑富有创造力时

视错觉

"我们对世界的感知是一种与现实相符的幻觉。"

当代最著名的脑科学研究者之一，英国心理学家克里斯·弗里斯写下了这句话。这是什么意思呢？至少对我来说，现在没有任何理由相信我的感知会是一种"幻觉"：我正坐在我的书桌前，我的眼睛看着电脑屏幕；我的双手敲击着键盘；电脑后面是乱七八糟的桌面、书房的墙壁、窗户，透过这扇窗，我看见对面楼房三楼阳台上的那位我又忘了姓名的女士在浇花……

难道这些都是幻觉？我们并没有把自己对周围世界的感知仅仅当作现实的映像，对我们来说，它就是现实本身，是丰富多彩、清晰准确、立体呈现的。

然而，一个很简单的实验就可以告诉我们：我们对世界的感知并没有我们最初以为的那样完整。

目光对准右边的十字。 ✚

除了这个十字，你还能清晰地看见什么？

可能你只能看清这个十字和紧挨着它的文字，相距仅仅几厘米之外的一切都模模糊糊。

目光对着这个十字，你现在还能看出左上角标题的第二个字是什么吗？完全不行，放弃吧！你迅速地把目光转向标题，然后看清那是个"验"字。

这个小小的实验揭示了我们视觉的一个秘密：

只有在视野中间很小的一块区域内——我们直视的地方——我们才能清晰地感知所有细节。

如果在相距一臂距离的地方观察，那么这个区域只有不到你的大拇指指甲盖那么大。在这个区域以外，你的眼睛对物体细小结构的分辨能力会迅速下降。如果你想看清楚什么东西，你就必须把你的目光对准它。

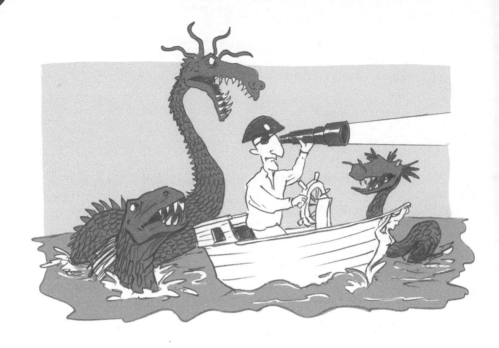

　　而大脑却使我们误以为整个视野中都是清晰准确的图像，这也是大脑惯用的"伎俩"。

　　实验开始时，你的目光可能会不由自主地投向标题，你必须迫使自己不去这么做才能完成实验，这十分正常。这个事实正好反映了大脑的机制：只有通过眼睛不停地扫视，我们的大脑才能获得一个连续、清晰的视觉感知。

　　这个实验也许能让你相信：我们在感知时，大脑会使用一些我们完全没有意识到的"诡计"。但是，你也许仍然不理解为何我们的感知因此就是一种幻觉。

　　其实，在我们的生活中，有很多东西可以证明我们的感知不太可靠，比如，有时我们会看到一些东西，然而经过严格的验证，我们发现这些东西根本不存在——或者更严谨一些，至少它们不是以我们感知到的样子存在。

这时，也许你想到了因某些心理疾病或毒品影响而出现的幻觉。不过，"我们会看见现实中并不存在的东西"这件事远比我们想象的频繁，而且是在神志清醒的状况之下，视错觉就是一个例子。

一幅合成的图像

通过快速的眼动，即扫视，我们可以扫描自己所处的环境。这是极快速而下意识的——我们的眼睛每秒会做2—3次这样的扫视，而我们可能毫无察觉。我们的大脑会把这些在视野中清晰成像的小区域无缝地组合成一个整体，这样我们就产生了错觉，以为感知的是一幅详尽细致、清晰准确的现实图像，而事实上，我们能如此详尽处理的只有视野里的一小块区域。

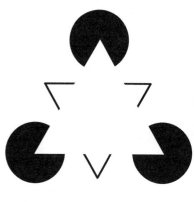
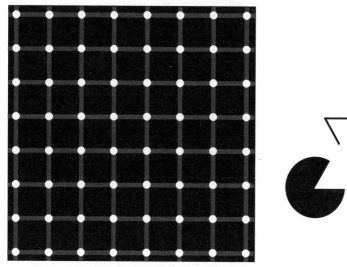

我们可能没法相信"闪烁"的网格上所有的点的颜色都是白色，并且是与网格周边空白区域一样的白色。如果我们一直盯着网格上的一个点看，那么我们感知到的确实是白色，同时感觉其他的点在"闪烁"，有时亮些，有时暗些。

右图中，我们很清晰地"看见"了一个白色的三角形（顶角朝上），我们自认为也"看见"了它的边。然而，我们仔细观察它的边时，却发现它根本就不存在！这个图形叫卡尼莎三角，它是以意大利心理学家盖塔诺·卡尼莎（1913—1993）的名字命名的。

这两种情况都属于视错觉，你可以在网络上找到更多视错觉的案例。它让我们看到了一个事实，即有时我们感知到的东西比现实存在的更多，我们的大脑会虚构出根本不存在的东西。

那么，我们从视错觉中能够学到什么呢？它不是正好表明我们的视觉并不十分完美吗？但什么又是完美的呢？从现代脑科学研究的角度来看，视错觉为我们展示了人脑的一些基本工作原理。

从卡尼莎三角的例子中，我们发现，人脑显然是个高度敏感的模型识别机，它不断地在我们的感觉器官记录过的刺激中寻找相关的模型，如某些形状和物体。只是这个模型识别机过于灵敏，有时也会导致错误的结果。不仅如此，它甚至会虚构出物体的边缘，尽管这些边缘在现实中根本就不存在。

卡尼莎三角的特别之处在于：除了感知到三角形的形状之

外，我们根本什么都做不了，甚至当我们经过仔细检验，确认这就是一个幻觉后，我们仍然无法反抗这种感知。这样有什么好处呢？

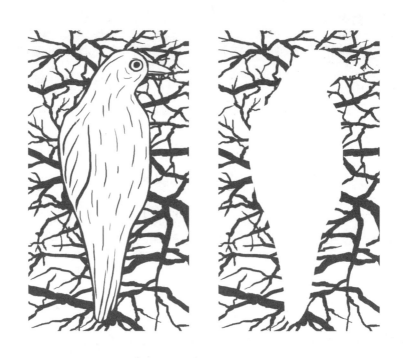

请看这只白色的鸟（左图），它站在树枝上。这只鸟的着色和亮度与背景天空并没有很大区别。帮助我们看清鸟的外形的，主要是背景中一处处中断的树枝。让我们去掉这只鸟，换成一片空白（右图），我们仍然能够很清楚地认出这是一只鸟，即使现在我们只能通过树枝的中断处辨认它的轮廓。

根据背景结构的非连续性，大脑推断出这种非连续性是一个鸟形物体的存在而造成的，缺少的鸟的轮廓就这样被"填补"上了，就像卡尼莎三角一样。

通过大量的经验积累，大脑显然了解：结构的非连续性总是由什么东西引起的，这个东西盖住了该结构。

物体会遮挡背景结构的假定最终导致以下结果，即根本不存在的轮廓也会被想象出来。

大脑常常只获取不完整的信息，这比我们意识到的要频繁得多。大脑把我们获取的信息与设想和期待结合起来，从而构建出我们的感知。

在有些情况下，视错觉会导致错误的感知。然而，在绝大多数情况下，感知的幻觉与现实是一致的，因为它是基于长期的经验积累。这个过程很巧妙：在感知的过程中，人们不知不觉融入了已有的经验和学到的知识，这使得整个过程十分高效。在大脑进化的过程中，能快速而有效地辨认物体，提高生存机会总是最重要的。偶尔的错误感知带来的后果我们完全能够承受得起——在丛林中，经常在灌木丛中"看"到老虎，然后在仔细观察后发现是视错觉，这比一次没有察觉到老虎，然后被它吃掉要好得多！

思想的进化

我们人类喜欢称自己是"万物之灵"，认为只有我们拥有意识、理性、道德和自由意志，简言之，只有人类拥有思想。但是，我们真的如此独特吗？

人类的思想能力在动物界确实是无与伦比的。如果人类的思想能力是通过复杂的神经系统和人脑实现的，那么拥有类似复杂神经系统的动物也有可能拥有类似于思想的东西。它们虽然没有人类思想，但却拥有章鱼、乌鸦或猩猩等的思想。当然，我们很难确定哪些动物拥有思想，哪些没有，因为准确定义"思想"这个概念几乎是不可能的。

但关于什么是智力，我们比较容易达成一致。通常来说，智力是指生物一般性的精神能力，表现为有学习能力，有计划的行为，能使用工具，拥有并会运用类似语言的交流工具，能够在镜子中认出自己……人们能够在猩猩、海豚、大象等哺乳动物身上观察到这种能力，在许多鸟类身上，例如鹦鹉科或鸦科的鸟类身上，以及章鱼和蜜蜂等动物身上也能观察到。对动物智力的研究表明：虽然其他动物的智力无法达到人类的程度，但人类肯定不是唯一拥有智力的物种。

人类的智力又是怎么产生的呢？是在进化的过程中突然出现，还是慢慢发展而成？目前，更多的科学发现支持后者。

我们的祖先在制作、使用工具和用火的过程中越来越灵巧，发展出越来越完善的交流方式即语言，甚至学会对行为提前规划……这样我们就拥有了高度发达的智力。

智力发展最重要的动机在于帮助自身更好地适应新的环境，这样物种才能生存。尤其当物种不得不适应新的生存环境时，智力就可能会进化。对于人脑的进化而言，我们的祖先古猿强大的适应能力起到了关键作用。在几百万年的进化过程中，人类的脑容量增大了，特别是额叶（位于前额后面的大脑部分）增大得比其他动物都多。

2 从足球、心脏病专家和帽子谈起

人脸识别

你肯定有过类似的经历——你在路上遇见了一个男孩，你非常确定你见过他。你看着他，他也看着你，就像他也见过你一样。你们并没有打招呼，因为你们俩都不太确定。过了几分钟，你的脑中忽地灵光一闪：真的，你们确实见过，去年夏天，在湖边，你和他，还有几个朋友一起踢过足球。

对于只有一面之缘的人的脸，而且这张脸并没有什么特别之处，我们的记忆能够如此之好，这难道不令人惊讶吗？那天下午被当作球门的两棵树，你看见它们和看见那个男孩的脸的次数是完全一样的，但是，如果你今天从其中一棵树前经过，你完全不可能认出它来。

我们的大脑特别擅长识别人脸，并能"读出"人脸上的信息，例如高兴、生气、尴尬……而且，我们对人脸的记忆比对绝大多数其他物体都好得多。

大脑特别擅长处理与人脸有关的信息，这表明这种能力对我们的生存十分重要。对于人脸的卓越记忆能力可以帮助我们记住有关另一个人的信息，好的或是坏的，甚至是有生命危险的，这能帮助我们更好地做判断。

识别面部表情也是至关重要的。当别人对你怒目而视或是友好地注视时，你对自己行为后果的判断是不同的。能够从对方面部表情的变化中读出他的想法，这总归是有益的。当然，人们有时也会弄错，比如，有些人虽然总是说他们把一切都"写在脸上"，但实际并非如此。

大脑是如何使我们成为这样的人脸识别专家的呢？

经验可以使人成为专家。一位心脏病专家在他的工作中看见过许多心脏病病人，了解心脏病的典型症状，很快就可以判断一个病人是否有心脏病。此外，他也拥有相应的工具帮助他诊断和治疗心脏病。例如：他会使用超声检查心脏；他的藏书中很大一部分也都与心脏病相关，这样他就可以随时查阅罕见的病例的资料……

大脑对脸部信息记忆的专长与此十分相似：它拥有丰富的有关人脸的经验——毕竟我们每天都会看见大量的人脸——并且拥有专门的"工具"来处理人脸信息。

整个大脑都参与了处理脸部信息的工作。大脑中存在大量神经细胞，当我们看见人脸时，它们马上会做出反应。

有些脑区负责把脸形归入一些典型形状：圆的、长的、瘦的……另一些则专注于识别特定的面部特征，比如颞叶负责面部表情识别：对方正看着你，还是对其他什么东西感兴趣。还有一些区域，例如杏仁核则更多地处理接收到的面部表情所代表的信息——愤怒、友好、害怕等情绪。

有时，这种专业性也会导致误判，如心脏病专家可能会把其他地方的问题诊断为心脏病，因为他所拥有的经验、知识和工具只是针对心脏病的诊断。我们对于人脸的判断也有类似的情形。在一些根本不会出现人脸的地方，例如在月亮上、形状古怪的云朵或岩石上，人们也容易看到"人脸"。我们可以允许自己对于人脸保持这种过度敏感：如果我们认错了某人，通常只会惊讶地笑笑！但医生不同，医生的错误诊断会导致严重的后果。

也许你会问，人们是怎么做到对脑区的功能这么了解的呢？

现在，脑科学研究者可以使用一些先进的设备，如功能性磁共振成像（fMRI）等来进行研究，但这也是近几十年才有的。在此之前，人们只能通过直接放置在猴子等动物大脑内的感应电极研究脑功能；或者研究有脑损伤的病人，即因为脑外伤或疾病导致某些脑区功能受影响的人。例如，有一组研究针对一些视皮层受损的病人，他们受损的部位刚好是负责人脸识别的——

美国神经学家奥利弗·萨克斯曾在书中举过一个"弄混了妻子和帽子的男人"的例子。这个男人是一个音乐教授，有一天他发现自己无法再认出学生的脸，而只能通过他们说话和走路的方式区分他们。这个问题越来越严重，后来发展到无法辨认任何物体。第一次见到这位病人的时候，萨克斯医生并没有觉得他有什么异常。但是，病人混淆了自己的脚和鞋子，道别后取帽子时又抓向他妻子的头，这时萨克斯医生明白了，病人在辨认物体方面遇到了严重的问题。其根源是一个在视皮层缓慢生长的脑瘤，它刚好长在负责辨认人脸的脑区。虽然如此，病人的其他脑功能及他的音乐才能却完全未受影响，一直到去世，他都在音乐学院任教。

神经细胞是如何工作的？

　　大脑是一个信息处理器，它对人体感受到的各种刺激进行识别、判断后，控制人体做出反应。下面我们用眼睛的感光过程来举例说明。

　　视网膜上有一个视细胞层，分布着大量的感光细胞。当感受到光后，感光细胞将光转化为电信号，光越亮刺激越强，产生的电信号越强。这样，电信号通过视神经，传到大脑的视觉中枢。

　　早期的脑科学研究者在大脑中置入极小的电极，这样就可以测量电信号，然后把电极通过专业系统连接到一个扬声器，每当动作电位产生，人们就能听见一声短促的噼啪声。如果一个刺激导致细胞快速地连续产生许多动作电位，这时人们就会听见嗒嗒声，有点像机关枪的声音，当然是玩具机关枪。因此，研究人员会告诉你这是神经细胞在"发射"。

　　一个细胞的动作电位发射得很猛烈，也就是说动作电位产生的频率很高，这表明细胞受到了强烈的刺激。根据神经细胞在运动皮层的发射频率，相应的肌肉群会被或强或弱地激活，即它们会以或大或小的力量收缩。当你想举起10千克重的物体时，你的运动皮层发射一定比你举起1千克重的物体时猛烈——动作电位以更高的频率从大脑皮层向你手臂上的肌肉传导，这样肌肉就会以更大的力量收缩，最终举起重物。

同时，发射的强度还与神经细胞何处、何时发射，以及是否有多个神经细胞同时发射有关。

当神经细胞同时以相同的频率发射时，人们称之为同步发射，这样不同脑区神经细胞的活动可以互相协调。例如，当你看见一只粉红色的大象从身边走过时，粉红的颜色和大象的动作是在不同的脑区得到处理的；把相关信息结合起来并形成对大象的整体感知时，大脑色彩感知区和运动区神经活动的同步起到了十分重要的作用。

派对中的"寂静"时刻

注 意 力

格特鲁德阿姨讨厌派对。"我想不明白你们为什么喜欢派对，"她对侄子侄女们说，"噪声、音乐，所有人都在说些什么。人们都听不见自己的话，更别说听见对方说什么。人们根本就无法进行有营养的对话。这难道不是很糟糕吗?！"

当然了，大概没人想和格特鲁德阿姨一起去派对——谁又想在派对上进行什么"有营养的对话"呢? 但是，即使人们不想进行有营养的对话，人们还是要说些什么。而且，在派对的背景音乐中，人们聊天的效果好得出奇。

即使环境十分嘈杂，我们还是能很好地分辨出聊天对象的声音。认知心理学家把这种现象称为鸡尾酒会效应。

乍一看这似乎没有什么新奇的，我们的大脑在感知方面的成就在我们看来是多么理所当然，毫不费力。但是我们想象一下，让一个语音识别程序完成这个任务会怎样呢？毫无疑问，今天的语音识别程序已经非常好了，只要对说话者稍做训练，程序几乎可以完美地把说话者的语句转换为文字。但是，如果在混杂着多种声音的背景下，让程序"理解"同一个说话者——我们在派对上毫不费力就做到了——即使是最先进的语音识别程序也会惨遭失败。

鸡尾酒会效应是一个令人印象深刻的案例，它展示了我们的大脑是如何从众多感官刺激中抓取当前最重要的信息的。

人们用"注意力"解释鸡尾酒会效应。为了在噪声背景下理解某个特定的说话者，我们必须把注意力集中于他的声音。这意味着我们的大脑会优先处理这一刺激，同时收到的其他刺激则被抑制了。也就是说，大脑会从感觉器官持续接收到的众多刺激中，把特定的信息挑选出来。

让我们回到派对，在那里我们的大脑被各种刺激轰炸着，各种人发出的声音（说话声、窃笑声、哄笑声、尖叫声、打嗝声……），再加上音乐（很大声的那种）、玻璃杯落在地上或香槟瓶塞被打开时发出的砰的声音（救命啊）、谁的手机响起来的声音（手机铃声太土了）……

视觉刺激也纷纷涌来：总有人在我们身边走来走去（这不是隔壁班的那个家伙吗？）；正后方另一个家伙在表演着什么，他疯狂地挥舞着手臂（真是个爱出风头的家伙！）；主人显然在照明上下了些功夫（感觉很酷！）……

我们其他的感觉器官也一直在工作：触觉（跳舞时有人差点儿撞到了你，你几乎没注意到就自动让开了）和嗅觉（这是爽身走珠液的味道吗？），还有味觉（这饮料太甜了！）……

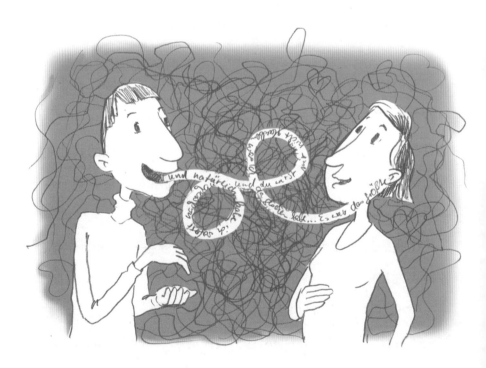

这种情况下你还是能聊天，这就是你大脑的一项了不起的成就，让我们来仔细看看它是怎么工作的。

前面的实验已经告诉我们大脑如何处理视觉信息：我们只能看清视野中心很小一片区域，这时扫视，即眼球快速地从一点移向另一点提供了帮助，这样大脑就可以通过扫视拼接出对整个环境的认知。

同样，在众多感官刺激中，我们的大脑也只能精确、细致地处理其中的一小部分。这时我们的注意力提供了帮助，人们常把它比作聚光灯：在我们的感知中，聚光灯照射到的感官刺激得到加强，而其他感官刺激则被弱化。

这种注意力机制不仅适用于视觉，也适用于其他所有感官。

那么大脑是如何从众多感官刺激中筛选出最重要的刺激的呢？我们还是回到派对上，当你和某人聊天时，你会把你的注意力聚焦在这个人的声音上，因为你需要辨认出特定说话人的话语并且理解它，你对聊天对象的好感也许会强化这个效果，因此，你的注意力突出了聊天对象的话语，而其他刺激则会阻碍你达到目的，于是它们会被抑制。这时的注意力被称作聚焦式注意力。

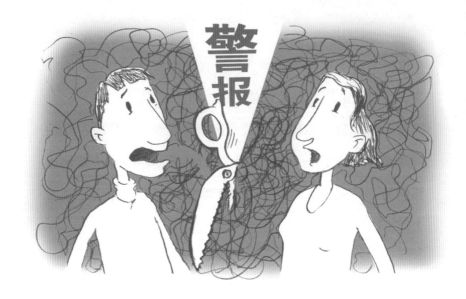

　　在派对上聊天意味着你要有意地把你的注意力聚焦在某个刺激上，因为它对你当前的目的和需求很重要，即它是有意义的。

　　刺激对我们是否重要，不只取决于我们当前的目的和需求。你想象一下，你在派对上聊天时，突然有人喊"着火了！"你的目的本来只有一个——多了解一点儿面前这个可爱的人，但"着火"这个信息显然对你刺激更大，这时，注意力的另一重要的形式即外界刺激驱动的注意力出现了。

　　外界刺激驱动的注意力发生作用时，总是伴随一些未曾预料的事情发生。正如"着火了"的呼喊声会使我们的注意力自动从聊天对象身上转移，即使他是那么迷人，同样，当有人突然往你头上倒了一杯啤酒时，你也会这样的。

对于外界刺激驱动的注意力而言，只要这个刺激在周围环境中很突出就足够了。相比"巴西狂欢节"派对中一群身着艳丽夸张礼服的人，一个身着绚丽服装出现在所有人身着黑色衣服的"亡灵之夜"派对的人，显然，后者更容易吸引你的注意力。

实验

外界刺激驱动的注意力是多么有效，你可以从下面的案例中看出来。在左边的图中，你的眼睛会立刻捕捉到那个圆；而在右边的图中，你至少需要几秒钟才能找到同样的圆。

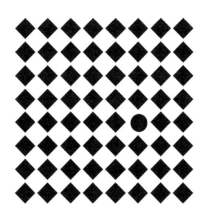 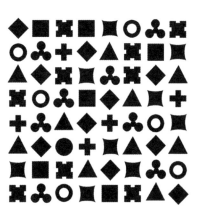

只要刺激特别引人注目或未被预料到，那么这就意味着我们需要对它做出反应。我们的大脑绝不愿意错过重要的东西，因此外界刺激驱动的注意力会自动发挥作用，即无须有意识地控制。

我们的大脑总是在处理非常重要的任务，总是在平衡聚焦式注意力（可爱的派对聊天对象）和外界刺激驱动的注意力（警报声）。感官刺激（如下图所示）从感觉器官经过丘脑传导到大脑皮层。丘脑是全身感觉信息（除嗅觉外）向大脑皮层传递的中继站。

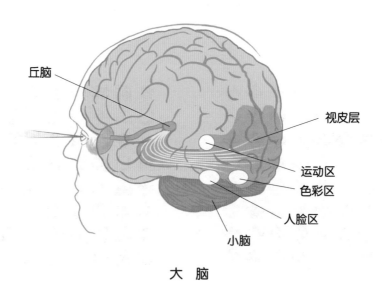

丘脑

视皮层

运动区

色彩区

人脸区

小脑

大　脑

我们的感觉分别对应大脑皮层的不同区域，即所谓的大脑功能分区。例如，视觉刺激主要是在大脑枕叶的视皮层进行处理。视皮层又被细分为多个区域，分别优先处理特定属性的刺激，例如有的区域主要处理颜色，有的则主要负责有关运动或人脸的视觉刺激。

如果我们现在把注意力聚焦在颜色上，如在乱哄哄的派对上寻找一个穿着红色夹克的朋友，这时色彩区的神经细胞就会变得极其兴奋，它们会处于警戒状态，会对红颜色的刺激特别敏感。相反，运动区的神经活动会被抑制，因为运动信号有可能会影响你寻找朋友。视皮层这些区域的活动又受到额叶和顶叶里所谓"更高级的"脑区的影响，这两个脑区在规划和控制动作方面发挥着重要作用。因此，聚焦式注意力发挥作用时总会经历一个"自上而下"的过程。

相反，外界刺激驱动的注意力发挥作用时有所不同，例如"着火了"的呼喊声使我们的注意力转向它的时候，这个刺激本身就会加强脑区的活动。通过这个信号，更高级别的脑区又会被要求制订一个计划。它们必须判断受到的这个刺激是否重要：当有人喊"着火了"时，我应该迅速跑开，还是可以放心地继续聊天？你的大脑会根据实际紧急程度判断，决定当前的目标，以及自己相应的行为是否需要调整。这个过程是"自下而上"的。

鸡尾酒会效应只是一个例子，它说明我们的注意力对感知的控制是多么有效。通常这些都会自行完成，而我们对此毫无察觉。

但是有时对注意力的控制也需要付出许多努力：当你写数学作业时，如果电视开着，你的大脑就需要一直努力使你的注意力集中到作业上，同时还要弱化那些从电视传来的刺激。当然大脑并不能完全屏蔽，否则你就会错过你最爱的电视剧的开头了。

4 为什么自己挠痒痒没有那么痒

"自我的"与"外界的"

你怕挠痒痒吗？

当然了，谁不怕呢？我们总怕被别人挠痒痒，这难道不奇怪吗？

实验

用手指轻轻挠自己的脚心，你是什么感觉？

然后让你的朋友做同样的事情，最好别让你看见，结果会完全不同……

现在，人们通常认为科学家都是顶着一头乱发、眼镜片像酒瓶底儿一样厚、毫无幽默感的书呆子。但是也有一些超级有趣的科学家，例如神经科学家萨拉-杰恩·布莱克莫尔和她的同事们，就提出了一个每个孩子都会问的问题：为什么我们自己挠痒痒时没有那么痒？

为了研究这个问题，他们使用功能性磁共振成像检查了自愿的健康受试者的大脑。在实验中，萨拉-杰恩有时会给受试者挠痒痒，有时会要求他们自己挠自己。这样科学家就可以研究人们被别人挠痒痒时和自己挠自己时，大脑活动的不同之处。

尽管这个实验乍一看非常简单，但也有难点，例如人们怎么才能确定自己挠痒痒和别人挠痒痒的力度完全一样呢？两种实验条件下的挠痒痒力度必须一致，只有这样，大脑活动在两种实验条件下的区别才能归因于不同挠痒痒的方式。

"挠痒痒"实验的科学家们用一个定制的装置非常完美地解决了这个问题。这个装置的核心是一个小小的泡沫塑料刮片，通过两个杠杆，可以以完全相同的方式和力度挠受试者的掌心。其中一个杠杆由科学家来操作，被别人挠，发痒；另一个杠杆由受试者自己操作，自己挠，发痒不明显，当然是用另外那只手了。

当挠痒痒时，位于大脑皮层中处理触觉刺激的区域，即所谓的体感皮层开始活跃。在德语中，体感"somatosensorisch"这个词是由拉丁语"soma"（身体）和"sensus"（感觉）组合起来的，它的意思就是身体的感觉。当受试者被挠痒痒时，科学家观察到他们的体感皮层的神经活动会急剧增加。而当受试者自己挠自己时，尽管这时的力度和被别人挠时一模一样，但神经活动没有那么剧烈。

这说明：自己的触摸而产生的大脑活动被自动抑制了。

这源于我们的大脑在动作进行时已经"知道"这个动作会有什么结果。"知道"一词加了引号，因为大脑根本不可能知道什么。我们作为人能够知道，但我们的任何一个器官都无法知道，即它知道什么时，它一定参与其中了。如果你的运动皮层要引发右手的一个动作，那么你的大脑会同时做出一些预判：这个动作的触感如何，它会造成什么结果……在自己挠痒痒的过程中，正是自己对这个动作的预判抑制了我们对挠痒痒产生的反应。

这种机制成为我们区分两种刺激的基础，即来自外界的刺激和我们自己造成的刺激。

为什么区分自己的和外界的这么重要呢？

正如我们在前一章看到的，我们的感觉器官一直在被无穷无尽的刺激轰炸着，对于大脑来说，从中筛选出对我们最重要的刺激是一个极其繁重的任务。然而，对生存而言，其中一些刺激没那么重要——它们就是我们自身活动引发的刺激。这些刺激的结果是可以被预测的，而且我们的行为通常不必对此做出调整。如果你的右臂意外被触碰到，那么你就会很想看看那儿是不是有一只瓢虫或一只蝎子。然而，如果右臂感受到的触碰是自己的动作造成的，例如是你的左手造成的，那么这个行为的后果是可以被预测的，因而你什么都不必做。

因此，大脑一开始就抑制了这些可预测的刺激，这样我们就不会把宝贵的注意力浪费在我们早已知道的事情上。如果你跨出每一步时都要惊讶于自己的脚触到了地面，你就没法在走路时聊天，更别说注意交通安全了。想象一下，在石器时代的荒野中，我们的祖先如果没有及时躲开道路上危险的猛兽该是多么可怕。

通往大脑的一扇窗

一直以来，脑科学研究者所渴求的都是一扇通往大脑的窗户：如何观察大脑，而不会过于妨碍它的工作？

最直接的方法可能是导出大脑活动的神经细胞的膜电位差。为此，人们必须在人脑中放入电极。这从伦理角度出发当然是需要商讨的。

20世纪90年代初，脑科学研究者拥有了一种新技术——磁共振成像技术（MRI），可以对大脑进行非侵入性的检查。

磁共振成像仪主要是由一个巨大的线圈构成，线圈里面有一个强磁场。人们进行检查时就需要进入这个线圈构成的"管道"。工作原理是：身体组织的氢原子核在强磁场中出现定向排列，如果用射频脉冲激发，使它们产生共振，射频脉冲消失后，它们会恢复到原来的状态；在这个过程中，它们发出的信号就可以被磁共振成像仪中敏感的接收线圈感应到；由于不同身体组织脂肪量和含水量不同，发出的信号也不同，因此这些信号经过处理后就能形成高清的身体横断面图像。

通过一种特殊形式的磁共振成像，即功能性磁共振成像（fMRI），人们不仅可以检测大脑的结构，还可以检测它的功能。功能性磁共振成像的工作原理不是直接测量神经细胞的电活动，而是测量血流在神经细胞活跃时所发生的变化。

当神经细胞活跃时，它们会有更多的氧气和葡萄糖需求，因此，被激活脑区的血流量也就增加了。血红蛋白所含的二价铁离子与氧气结合时，它的磁性就会改变。正是这些微小的磁性变化导致大脑活跃部位的信号变化。

进行功能性磁共振成像检查时，让受试者完成特定任务，并检测这时哪些脑区的活动增强了，这样研究者就可以绘制出大脑的功能图。例如给受试者交替展示一个棋盘图案和一个空白的屏幕，当出现棋盘图案时，受试者大脑后方视皮层的信号就会表现出明显增强。

但是，功能性磁共振成像也有不足，它不能直接测量神经细胞的活动，而只能测量这些活动所伴随的血流量变化。而且功能性磁共振成像的空间分辨率适合测量较大范围内的脑区的活动，无法精确到测量某个神经细胞的活动。还有，它的时间分辨率也不适于测量神经电信号，会出现几秒钟的延迟。大脑活动常常发生在一百至几百毫秒之内，而对于大脑活动的精确时间顺序，它几乎无法检测出来。

尽管存在这些限制，但能够通过功能性磁共振成像看到工作中的大脑，而不会使检测对象受到伤害，这仍然是令人兴奋的。因此，它已经成为脑科学研究的一个非常重要的手段。

各就各位，预备——开始！

运动与感觉

5 大脑被排除在外的时刻

反射

我们假设家里着火了，而你穿着睡衣从你家二楼的窗户跳了出去。请你想象一下下落瞬间的慢动作——你发丝飞舞，脚尖紧绷。如果一切顺利，你会双足落地，臀部以下的双腿弯曲，然后，就像体操运动员最后一跳那样，落地后你又直起身来，双腿恢复直立。这时消防员都会为你这精彩一跳鼓起掌来。

即使一切看上去这么完美，你却并非是有意识地计划和执行这些动作，对不对？你的肌肉有一种机制可以防止它们过度收缩，否则，在落地时，你的双腿会被继续折叠。所以肌肉有一种"反重力系统"。这时大脑做了什么呢？很少，在这种极快速的反应中，大脑被排除在外，正如有时候有些决定本来就无须由老板来做，尤其是需要快速决定的时候。在紧急情况下，我们的身体会做出非条件反射，这就是我们这章的主题——反射。当然，大脑下面的脊髓会参与其中。如果你想知道反射是怎么回事，请继续往下读。

如果你低头看看你裸露的大腿——你的大腿肌肉线条不明显的话，也可以看看职业足球运动员的大腿——你会看到大腿上两个肌腹之间有一个凹陷。总的来说，大腿前侧及外侧的肌肉主要有四个部分，即四个肌腹，因此它被称作股四头肌。你猜对了，著名的肱二头肌只有两个肌腹。股四头肌上部最高从骨盆开始，你可以在你的骨盆下部摸到它的起始部分。股四头肌向下经过大腿，继续向下越过膝盖，终止于小腿。在膝盖下方有一个小凹槽，你可以摸到它的肌腱。如果你们有两个人，现在可以做一个小实验，当然一个人也可以完成。

实验 ●

受试者跷起优雅的二郎腿，另一个人用手掌内侧的边缘，叩击一下受试者膝盖下方的韧带，一般神经科医生会使用反射锤。如果你们配合得好，一个人很放松，另一个人找的位置准确，那么就会引起股四头肌收缩，触发膝跳反射[①]。

[①] 膝跳反射是一种人直立行走后建立的抗重力反射，使得人可以维持直立状态。

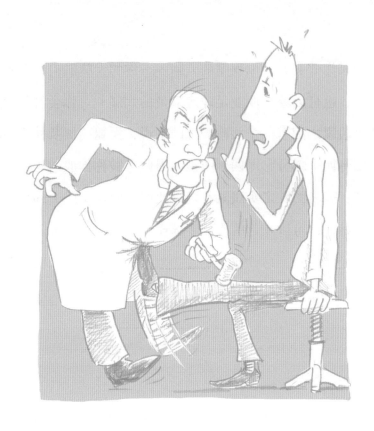

　　你们可以反复做这件事：通过叩击韧带，肌肉会被突然拉动，腿会伸直。这种反射不会疲劳。

　　让我们回到"从着火的房子里跳出来"这件事：当你落到地面上时，你的膝关节会因为外来的作用力而弯曲；膝盖下方肌腱中的肌梭发出大量信号，于是反射被触发，肌肉收缩，使腿伸直，而会引起反方向动作使腿弯曲的肌肉则被抑制兴奋。

这种简单的反射被称为非条件反射，是生来就具有的反射活动。它起始于肌肉，神经信号传向脊髓，通过突触连接并传导回来，其效果又表现在肌肉上。

但在其他动作中，神经信号的传递和连接要复杂得多。我们继续来讲房子着火的事——假设你从窗户跳出了着火的房子，并且幸运地落在地上。此时，所有人都得救了，火也被扑灭了，只是破了一两块玻璃。这时发生了一件倒霉的事情，你的脚踩到了一块破碎的玻璃。你立刻缩回受伤的脚，腿向臀部弯曲，同时绷直另一条腿，因为你必须保持整个身体的重心平衡。

所有这些自动做出的反应也是一种反射，不过，它的持续时间比我们上面讨论过的简单的膝跳反射要长一些。这是因为现在需要更复杂的连接点。痛觉神经从脚部延伸至脊髓，并被多次连接，导致这条腿的伸肌被抑制，屈肌被激活，而另一条腿的情况则正好相反。

6 大脑影院中的演练

运 动

我们的肌肉一直在工作，当我们闲坐时、伸懒腰时或是张大嘴打哈欠时，我们的运动背后都有一套身体系统的支持。在前一章中，我们已经了解了反射，那么有目的性的动作又是怎么回事呢？

我们为了能够有意识地做出动作，需要很多条从大脑出发经过脊髓到达肌肉的通道，还有很多个系统，通过肌肉和皮肤的感受器对大脑做出反馈。

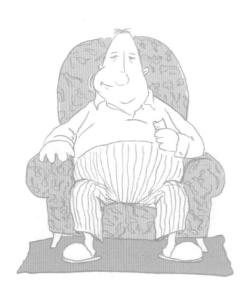

只有建立了这一套反馈系统，人们对动作的学习才能实现，否则我们最多也只能像新生儿那样无目的地运动。

比方说，足球比赛进入点球大战，射手拿着球，在手中旋转了几圈后，把它放在罚球点上，然后看了看守门员。守门员站在球门线上不停抖动着双臂，试图分散射手的注意力。射手退后，停了一会儿，他在思考该从哪个角度射门，是将球压平还是抬高，然后他感受了一下自己的右脚内侧、脚背。这时一连串的想法涌入他的脑海：他上次罚点球时是怎么进的，他是否听说过守门员的什么弱点，他的骨盆面向球时不能泄露射门的方向，等等。哨声响起，他助跑了四米，用右脚脚背向左上角射门。球进了！他举起手臂欢呼庆祝胜利。

如果用行话来说，我们也可以这样写——

射手抬起手臂，通过一个增强的单突触 α 波激活把球拿在手中，源自红核脊髓束的臂丛内侧束使得身体姿态紧张起来，运动前区等脑区把它们的冲动与后顶叶关于当前身体姿态的信息结合起来，做出一个运动设计，这个设计通过小脑计划执行。通过基底神经节的运动环路，信号最终被汇总，而规划好的动作被转化为肌肉运动并且被执行。

现在我们来简化一下：为了做出一个动作，人脑中要进行分工，有的负责战略，有的负责战术，有的负责执行，它们密切地进行合作。

大脑的什么地方在控制着动作？为解决这个问题，神经学家怀尔德·彭菲尔德在20世纪初迈出了重要的一步——他在癫痫患者的脑外科手术中用低强度电流刺激大脑皮层，在大多数地方，没有什么发现，但是在一个区域，他的刺激触发了肌肉抽搐——不同部位的刺激会激发身体不同部位的抽搐。他记录下这些对应关系，创建了"大脑地图"。"地图"显示：与只能弯曲或伸直的膝盖相比，进行精细动作的部位（例如手指或舌头）在大脑中对应更大的区域。

　　和别的脑区一样，大脑中触发动作的区域也是与其他区域紧密相连的。现在通过功能性成像实验，我们知道：我们做一个动作甚至只是想象一下这个动作时，大脑负责相关动作的区域都会被激活！我们想象另一个人做这个动作，结果也是一样的。这说明：心理训练，即"意念训练"，也有效果。比如演奏家可以通过想象要演奏的乐曲和手指动作来练习技能，据说作曲家李斯特在长途旅行中会随身携带一个木制键盘；跳高运动员或高尔夫球员也可以利用这种方法练习技能。但仅仅这些当然是不够的，只是通过看足球比赛以及采用意念训练，一个人不会成为好球员。

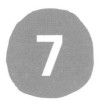

7 你或许是一个"怪物"

"大脑地图"

什么会有巨大的双手和一张奇形怪状的脸？这不是《哈利·波特》中的恐怖人物，而是大脑中的你自己。

这个形象展示了运动皮层，即大脑中主要负责激发运动的区域所对应的身体部位及对应比重。前文已经提到过，舌头和手指对应的区域特别大——这不奇怪，它们需要做出特别多、特别精细的动作，不是吗？你也许会问：在足球运动员的职业发展过程中，

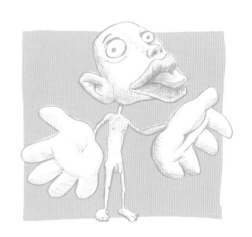

他的"大脑地图"中脚部对应区域会怎么变化呢？这个目前还没有研究，但应该是变大的。

"大脑地图"会根据每个人的行为发生变化，这适用于音乐家，适用于网球运动员，也适用于那些每天花好几个小时玩游戏的青少年。例如，学习盲文的盲人就很好地表现了这点，

他们的"大脑地图"显示，在学习的过程中，他们大脑负责指尖感觉的区域变大了。

　　然后，大脑发出的神经冲动使得肌肉收缩，你做出了动作。但是，神经冲动并非仅仅向一个方向传导，即从大脑向肌肉传导，反过来，它也可以从你的手指经脊髓传导向大脑。当你用

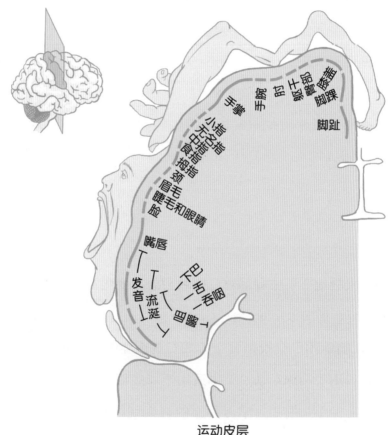

运动皮层

食指摸电脑的触摸屏时，你的大脑会记录下它摸起来的感觉是多么光滑和凉爽。如果触摸屏是木制或铝制的，你肯定也会感觉出来。

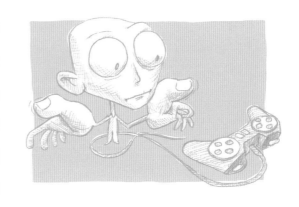

仅仅针对皮肤上的机械刺激，如拉伸、按压和振动，就有好几种微小的受体负责，例如，我们称作"鲁菲尼小体"和"梅克尔触盘"的感受器。这些感受器负责把神经冲动从你的手指经脊髓传导到大脑，其中有一些像一级方程式赛车一样快，另一些则像人散步那么慢。根据你的手指刚刚经历的事情，这些刺激会被或快或慢地经脊髓传导至大脑。

脊髓中的神经分布十分有序。那些负责本体感觉的神经，在脊髓的背侧面运行，另外一些负责感觉的神经，如感觉温度和疼痛的神经，在脊柱中的位置则靠前得多。你右手指的冲动会向左方传导，反之亦然，并且被增强，然后经过大脑中一个重要的感觉传导中继站丘脑——这个词在希腊语中是"房间"的意思——最终传导到大脑皮层。这些冲动到达大脑皮层时仍然是有序的：针对右腿的冲动传导至一个部位，针对右臂的传导至另一个部位……因此，即使不用眼睛，你也知道自己的食指是正插在鼻孔中，还是和其他手指一起握拳。

如果把对应关系全部画出来，我们就得到了另一张关于感觉的"大脑地图"，而且拥有更多感受器的部位对应大脑皮层中的区域更大。所以，舌头、指尖这些感觉特别敏锐的部位对应区域也更大一些。

实验

装满三桶水：左边是热的，中间是温的，右边是冰的。同时把左手放入热水，把右手放入冰水，停留一分钟，再把双手同时放入中间的桶中。此时，双手的感觉如何？

从冰水中拿出来的右手现在感觉很温暖，而从热水中拿出来的左手感觉很寒冷，尽管现在双手是放在同一只桶中。这意味着：我们的"温度感受器"——它们是皮肤中的游离神经末梢，负责感知温度——向大脑传递的并非是像温度计一样的绝对温度，而是温度的变化。当手先浸入冰水中，那么冷觉感受器就会兴奋，而在浸入热水中的手上，热觉感受

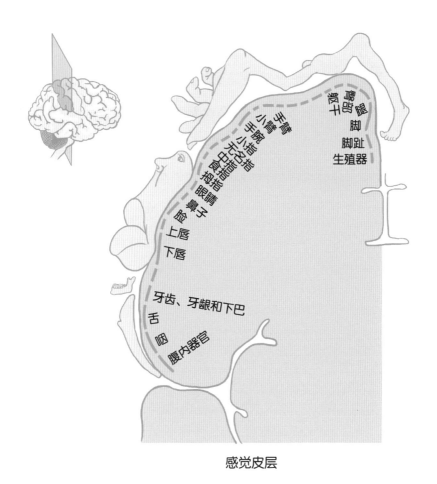

感觉皮层

器会兴奋。当你把双手放入中间的桶中时，双手上的另一种感受器会兴奋，因为之前感到冷的手现在相对变暖了，而之前感到热的手相对变冷了。

大脑中的信息传递途径——神经递质和突触

信号在神经细胞中传递是通过动作电位实现的，那么，从一个神经细胞到另一个神经细胞的信号传递是如何实现的呢？

信号传递发生在神经细胞的接触点上，即突触。动作电位无法直接越过突触间隙，因为它们始终只能沿着神经细胞膜传递。信号从一个神经细胞向另一个神经细胞的传递是通过特定的化学物质实现的，即神经递质。当动作电位到达一个突触时，突触间隙中的神经递质被释放。神经递质穿过突触间隙，可以与相邻细胞膜上的受体结合，完成信号传递。

神经递质可以起到兴奋或抑制信号的作用。最重要的兴奋性神经递质是谷氨酸，最重要的抑制性神经递质是 γ-氨基丁酸。兴奋性神经递质会导致动作电位的产生，而抑制性神经递质则相反。谷氨酸和 γ-氨基丁酸在大脑中几乎无处不在，它们是神经递质中的主力军，大脑中绝大部分的信号传递都是通过它们实现的。其他神经递质如血清素、去甲肾上腺素、乙酰胆碱和多巴胺，它们具有更专门的功能，主要存在于特定的地方。

多数的精神类药物以这样或那样的方式作用于大脑中的各

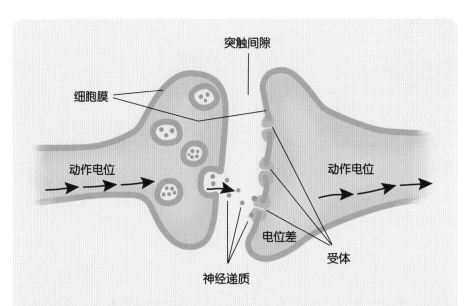

种递质。例如，绝大多数镇静剂模仿 γ-氨基丁酸，作用于受体，使大脑中的许多活动被抑制了，效果就是人变得安静而疲倦。如果镇静剂用量过大，会造成脑神经损伤。

毒品也是通过神经递质发挥作用，使人感到愉快或让人产生幻觉，即欺骗性的知觉。然而这个作用只是短期的，长期的效果刚好相反！

被阻断的沟通

神经信号阻断

设想一下，你想用手抓住一只苍蝇。这个动作在大脑中被设计好，神经信号从大脑出发，经脊髓中的神经传递到手臂和手上的神经，最后在神经末梢的突触转化为化学信号传递至肌肉。啪的一下，苍蝇被你抓在手中！这个动作是多么精准，甚至我们来不及思考就已经完成了。如果神经信号的传递受到阻断会怎么样？

案例一　恐怖值：低

你是否曾经在早晨醒来时无法移动你的手臂？或者当你跷着二郎腿坐了很久之后，腿发麻而抬不起来？至少，你的小手指曾经麻木过吧？

你肯定已经注意到了，所有这些都不太糟糕，因为这些情况很快就会消失。发生这些情况的原因在于神经中的电传导受到了阻碍——神经被压住了。手臂上有一条神经，被称为尺神经，它正好位于你肘部的内侧。由于这条神经就位于皮下，包裹物不多，容易被挤压。试试摸一摸它。如果你撞到了它，刺痛感会一直传到你的小指，也就是这条神经延伸到的部位。如果长时间撑着肘部，小指也会发麻。因为过去学生经常会用肘部撑在课桌上，用手托着头，对着书本一坐就是几个小时，常常累及尺神经，造成肘部不舒服，在英语中称之为"学生肘"。

案例二 恐怖值：中等

有些女士会花很多钱往自己的脸上注射肉毒杆菌毒素除皱，它会阻断神经信号向肌肉的传递，麻痹面部肌肉，但可以使得皮肤紧致漂亮。肉毒杆菌最早是在变质的肉罐中发现的，毒性很强。如果不小心注射过量，那么这个人可能无法睁开眼睛或者无法咀嚼——这会持续6—8周，然后毒性会慢慢减弱。所以我宁愿有几条皱纹，你说呢？

除了肉毒杆菌毒素，其他毒素也有阻断神经信号向肌肉的传递，导致肌肉麻痹的效果，例如"黑寡妇"的毒液，"黑寡妇"是一种主要生活在美洲的毒蜘蛛。

案例三　恐怖值：非常恐怖

尸僵，肌肉变得僵硬。这符合逻辑，你会说，因为人死了嘛。但为什么肌肉在人死后几小时会变得僵直，而不像刚刚死亡时那么松弛？我们的大多数肌肉沿纵向有两种不同类型的纤维，当肌肉收缩时，它们相向滑动，这有点儿像你双手交叉十指紧扣的样子。让肌肉放松需要能量，而死亡后这种能量已不复存在，于是出现了尸僵。这通常在死后1—2个小时出现，首先是眼睛周围的肌肉、下巴，然后是各个关节。在侦探小说中，它有助于确定死亡时间。

此外，有些动物，例如鸟类和蛇类，会利用身体僵直假装

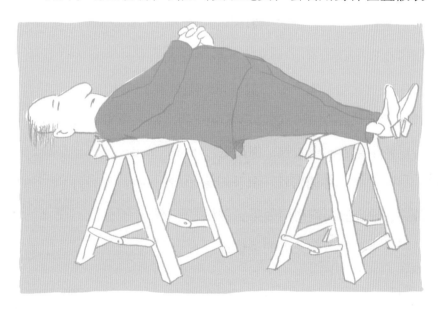

死亡，以躲避天敌追击。

　　正如你所看到的，动作可能在不同的层面受到阻碍：可能在动作的计划中，也可能在动作的执行中。例如中风（脑卒中）等疾病会影响运动中枢，让人们无法计划动作，会使患者运动功能受限，甚至瘫痪。再例如帕金森综合症会使大脑中的神经递质多巴胺的分泌变少，导致患者的动作越来越僵硬，双手颤抖，无法执行其他动作。不过，谢天谢地，我们已经有了针对此病的治疗方法。但如果脊髓受损，就有可能会截瘫，也就是说，在损伤处以下，伤者只能做出很少的动作或无法活动。对此，人们能做些什么呢？我想只能是多加小心吧。

欢呼雀跃，死气沉沉

情绪与感情

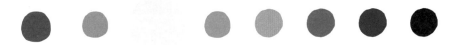

9

腹中的蝴蝶

喜欢的人

你体验过那种舒爽的感觉吗？就是胃里那种微弱而清晰的麻痒感，似乎是一种飘忽不定的感觉，让人感觉无比美好。你感受过吗？那就是"腹中的蝴蝶"！任何有美好体验的人都十分清楚那是什么感觉。我们的肚子对于感情来说似乎很重要，当然，人们也会生一肚子气，会因为一件事而感到腹中沉甸甸的。

胃、肠、肝、胆等这些都是位于我们腹部的器官，我们都知道它们负责食物的消化与吸收，但是它们和感情有什么关系呢？有句俗语说"要想抓住一个人的心，就要先抓住他的胃"。为了更好地理解这句话，我们一起来参加一个太太们的聚会吧——"是啊，当我端出美味的肉丸，这都是为埃尔温先生做的……"埃尔温太太回忆起当年她刚刚认识埃尔温先生的美妙时刻时说。有可能埃尔温先生吃下这些肉丸后，肚子里也感觉像有蝴蝶一样，至少第一次品尝时会这样。

胃会引起一种让人陷入爱河的情感状态？这似乎不太可能。

这项工作难道不是更适合心脏或大脑吗？是的，但不仅仅是它们。事实上，情感与身体反应有很大关系。

情感是指随人的各种感觉、感受而来的全部过程，包括一些特定的行为模式（动作或面部表情），例如，人们害怕时会瞪大双眼。

情感还与我们的自主神经系统有关。自主神经系统掌握着心脏搏动、血压、新陈代谢等性命攸关的生理功能，使我们的身体正常工作。所以，当我们的情感产生时，也可能会出现心跳加快、出汗、脸红，甚至还包括消化器官功能的改变等反应。

因此，埃尔温先生深深爱上埃尔温太太，完全有可能是因为他在咀嚼肉丸的时候，胃部感觉到的那种无与伦比的美妙。这也许有点儿夸张，但是心理学家的研究确实证明了这一点，即身体的感知（无论是有意识的，还是无意识的）会强烈地促进人对感情的体验。因此，当我们的腹中像有只蝴蝶在扇动翅膀，这正是一种身体感知，它不仅伴随着恋爱的感觉而来，而且还有助于促进恋爱。

美国心理学家威廉·詹姆斯（1842—1910）的这句话切中了

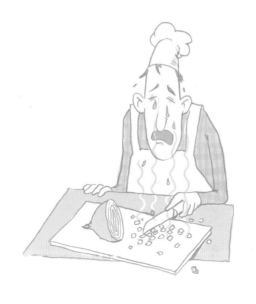

要害：有时，我们不是因为悲伤而哭泣，而是因为哭泣而悲伤。

那么大脑在这些感情中又扮演了什么角色呢？也许你会说你根本不关心，因为如果人们知道了感情究竟如何而来，那么它很有可能会失去自身那特殊的魔力。如果你是这样想的，那么你还是跳过本章剩下的部分吧，也许还有下一章，下一章是关于幸福的。

然而，如果你好奇人们恋爱时大脑中发生的事情，那么至少你有一些好伙伴——一个著名的脑科学研究小组，他们利用功能性磁共振成像技术研究那些沉浸在爱河中的人的大脑活动。研究人员向受试者展示了他们心爱的伴侣的照片，并发现受试者在注视伴侣时，大脑中属于奖赏系统的部分尤其兴奋。

看见所爱的人，这会被大脑加工为一种奖赏。

同时，研究人员还注意到，当受试者看到自己心爱的伴侣时，大脑皮层的一个区域也很兴奋。这个皮层部分就像大脑额叶和颞叶之间的一个小岛，我们称之为岛叶，它与情绪和我们的内感受相关。因此，我们享受美味的过程也有助于使我们看到所爱的人时感到愉悦，这种感觉就好像有只蝴蝶在我们的腹中翩翩起舞。

你也许会好奇：蝴蝶究竟是怎么进入腹中的呢？

一种解释是，奖赏系统的激活刺激了自主神经系统，使我们心跳加快，并引起腹部的放松，这让我们产生了一种麻痒的感觉。

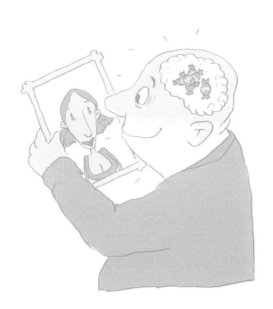

这到底是怎么实现的，以及为什么感觉是像蝴蝶，而不是像黄蜂？这些还需要科学家继续探索。但是我们可以确定的是：在感情的发展过程中，自主神经系统的反应对感知发挥着重要的作用。

　　如果腹中没有感觉到蝴蝶就没有爱情了吗？当然不是，但没有这些蝴蝶，很可能感觉会很不一样。

10 什么让我们快乐？

幸福研究者

究竟什么是幸福？你真正幸福过吗？这很难回答，对不对？不知何故，我们都知道幸福对我们很重要，但是你问十个人，让他们回答他们认为幸福是什么，你会得到至少九个半不同的答案。

幸福研究者们从各种各样的角度去探寻幸福的本质。古希腊的哲学家曾试图定义什么是幸福，亚里士多德认为，幸福不仅仅是一种感觉，还是一种完整而有意义的生活，而要达到这种完整的生活，就需要追求卓越——一种追求完美和优秀的态度。卓越能够追求？总之，这听起来相当抽象。社会学家们则务实得多，他们更想知道何种生活状态会带来幸福。他们认为，对于个人的生活幸福而言，好的伴侣和一份好工作比许多的钱和许多的孩子更重要。嗯，这也不那么令人兴奋，是不是？

相比苦苦思考什么可以带来长久的幸福，大脑如何带来幸福（满足）感这个问题要有趣得多。大脑中有一个幸福中心吗？

50多年前，心理学家詹姆斯·奥尔兹和神经学家彼得·米

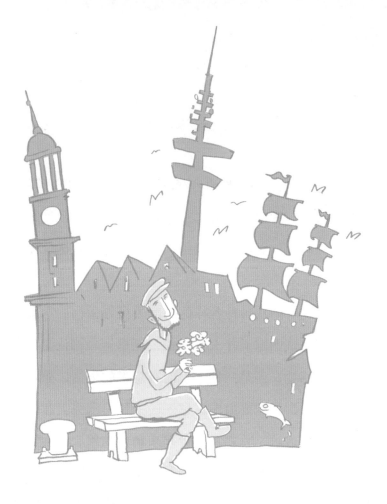

尔纳在大鼠身上进行了一项实验，大大促进了有关幸福的研究。

这两位科学家将电极植入大鼠的大脑，每当大鼠压下放在笼子里的杠杆时，大脑中的电极就会发出非常微弱的电流刺激，这个区域的神经细胞就会变得兴奋。如果把电极植入大脑深处的一个特定的区域——伏隔核内，那么就会发生令人惊讶的事情：

一旦大鼠按压了几次杠杆电击伏隔核后，大鼠明显感觉很好，它们就会一次又一次地重复这件事，根本停不下来；同时，它们对其他事情都不再感兴趣了，不再喝水，不再吃东西，只是一次又一次地用力击打杠杆，甚至达到每小时2 000次，筋疲力尽，直到死去。

激活伏隔核可能使大鼠产生一种愉悦的感觉，类似于幸福的感觉——不管大鼠的幸福究竟是什么样的。现在我们知道，在人类身上，伏隔核也负责幸福感，我们也会尽一切所能激活我们大脑深处的这个小区域。我们当然不是通过电极来实现，而是通过一切给我们带来快乐或使我们感兴趣的事物：巧克力、金钱、成功……

此外，脑科学家还发现：当自己获得成功，而同时别人失败的时候，人类的这个区域会很"卑鄙"地变得更加兴奋。不过，这是另外的事了。

科学家认为伏隔核是大脑奖赏系统的核心。当然，它并不是单打独斗，而是与其他脑区合作。每当我们的期望得到满足后，这个奖赏系统就会被激活。

每当我们发现一些美丽可爱的事物时，奖赏系统就会通过神经递质多巴胺发出信号。此外，某些毒品也会促使多巴胺分泌！

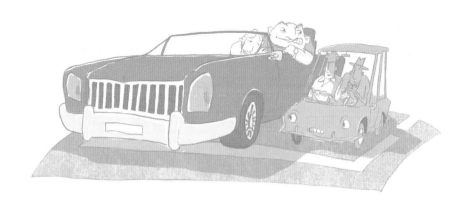

那么，我们现在该做什么来获得幸福呢？很显然，一直按压"幸福杠杆"是没有用的。吃第一颗巧克力冰激凌球的时候，我们很开心；吃第二颗时，快乐就变少了；吃到第五颗时，我们就会感觉受不了了（有些人可能要吃到第十颗才会这样）。这是因为我们总是重复同样的刺激后，多巴胺的释放会减少。如果一直不断电击我们的伏隔核会怎样呢？那些可怜的大鼠已经告诉我们答案了。

很遗憾，我们在那些吸毒上瘾的人身上也看到了同样的结果。他们的生活中永远只有一件事最重要——怎样才能尽快得到毒品。其他一切都变得无关紧要了。但随着时间的推移，毒品的作用也会越来越弱，他们需要的毒品越来越多，但是毒品能够带来的快感却越来越少，我们称之为成瘾。

大脑对幸福感如此贪婪，这多少有点儿令人失望，对不对？如果真的是这样，那么大脑想激励我们去做那些不能立即获得快乐，但却对长期生存很重要的事情，可能就会遇到更大的困难了。比如学习或工作，这些实在没什么乐趣。但老实说，我们自己也知道——并不仅仅是通过科学家对幸福的研究——这些对于我们长期的发展很重要。在评估一个东西或一个行为对我们的价值时，额叶起到了重要的作用，因此它对于激励和控制我们的行为非常重要。

如果我们还能偶尔用或大或小的奖赏来刺激我们的伏隔核，那么生活就真的快乐了。现在，我要去小卖部买巧克力冰激凌，我要看看吃几颗球后多巴胺的释放会明显减少！

实验

　　如果现在正好是冬天，你不被允许品尝巧克力冰激凌，那么，请你花三分钟做一个实验吧，试试能否快速获得幸福感。

　　第一步：在一张纸条上写一句话描述你现在的感觉。

　　第二步：在第二张纸条上写五个让你感到幸福的东西，再慢慢地读一遍，然后想象一下这些东西。

　　第三步：拿出第三张纸条，在上面写一段话描述你现在的感觉。

　　第四步：比较一下第一张和第三张纸条。

11 警报灯亮起

社交恐惧症

雅各布今天要做一个关于德国著名作家歌德生平的报告。哦，他讨厌做报告！他早晨醒来时心情就很不好，腹中有一种奇怪的不舒服的感觉，没有蝴蝶，反而更像有一只又肥又丑的蛤蟆。

现在，可怕的时刻到了——开始上课了，老师很和蔼，雅各布本来很喜欢她的，但现在她要求他走到教室前方做他的报告！在向前走的路上，他的心怦怦直跳，手心全是冷汗，脑中思绪纷飞：见鬼，所有人的眼睛都盯着我……现在千万不能脸红……这太丢脸了……我的嘴太干了……我可能一个字都说不出来……我的声音会颤抖……卡拉会哈哈大笑……莱娜也会……大概所有人都会哈哈大笑……反正我的样子一定很可笑……

雅各布走到前方，准备开始讲的时候，他的双手发抖，几乎拿不住做笔记的那张纸。他意识到自己的脸变得通红。从后

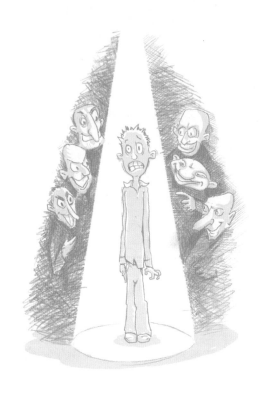

排的某个地方传来一声轻轻的，但清晰可闻的"雅各布，熟柿子"，所有人都咯咯笑起来。太尴尬了！现在他必须加快呼吸，否则他感觉自己快喘不上气来了。有什么东西堵着他的喉咙（也许有只蛤蟆？），他清了几次。雅各布发现他的心跳得像擂鼓一样，他的心脏会不会出了问题？是心脏病吗？他的耳朵好像关闭了，周围的各种声音越来越小，心跳声却越来越大。就是现在吗？他还不想死！现在，他看不清老师和同学，脑袋突然一片空白，很轻很空……

雅各布醒来，发现自己躺在教室的地板上，老师和几个同学正忧虑地看着他。一开始他根本不知道发生了什么，突然，他明白了：我晕倒了！天哪，太丢脸了，我真的晕倒了！

可怜的雅各布！他是怎么了？我们中的大部分人都会觉得这样站在众目睽睽之下完成一场像样的报告，确实会让人紧张。

但对有些人来说，这带来的不是紧张，而是恐怖！而且每次遇到类似的情形都会这样，以致他们的生活受到了很多的限制。人们称之为焦虑症。事实上，这种焦虑症是最常见的心理问题之一，许多人深受其苦。焦虑症的一种常见形式就是雅各布可能罹患的，我们称之为社交恐惧症（social Phobia）。"Phobia"在希腊语中就是害怕的意思。

社交恐惧症是一种因害怕被别人审视或被别人否定而对社交场合回避的现象，常发生在当你必须与其他人打交道时，特别是当你必须在别人面前做出成绩，或者你感觉自己必须表现好时。

雅各布如此恐惧，以致短暂失去了意识，这一幕被医生称

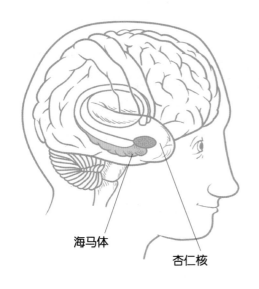

海马体

杏仁核

作惊恐发作，这当然是一种极端的情况。对于有社交恐惧症的人来说，在街上向人问路或者在晚饭餐桌上请人递一下黄油常常都是非常困难的事情。

然而，惊恐发作究竟是怎么回事呢？其原因当然不是雅各布担心的那样，真的有心脏病，更有可能是他大脑中的恐惧系统特别敏感。我们的大脑中有一个奖赏系统，它让我们努力寻求快乐和幸福。同样，我们的大脑中也有一个恐惧系统，它的任务是使我们避免危险。这个恐惧系统的核心是一个杏仁状的脑区——杏仁核。从某种意义上说，杏仁核是大脑的"警报灯"。当它亮起时，更准确地说，当杏仁核外侧神经细胞被激活时，人体会立即处于警戒状态，一些身体反应会被自动触发，进入所谓的"战斗状态"：呼吸加快，气管变粗，心跳加快，血压升高。这样，肌肉就得到了更多的氧气供应，进而完成了力量的储备，为逃生行动提供所需能量。此外，杏仁核的兴奋也会激活其他脑区，它们会使我们的感官更加敏锐，从而让我们更好地辨别危险。

对有些人来说，大脑的恐惧系统这个警报装置更为敏感，而另一些人则不那么敏感。很显然，雅各布的恐惧系统不仅是非常敏感，而且似乎已经失去了控制。他的恐惧导致了强烈的"战斗状态"反应：心脏怦怦直跳，呼吸加快，出汗……这些身体反应有助于逃跑，我相信这也是雅各布最想做的事。但是他现在不能就这样跑掉，所以恐惧一再飙升，直到他最后晕倒。

事实上，这种惊恐发作根本不罕见，不过它们很少表现得如此戏剧性。有数据表明，约25%的人在一生中曾经历过一次惊恐发作，而大约4%的人经常出现惊恐发作，以致与人交往成为一种恐惧和障碍。

为什么惊恐发作如此普遍？也许是因为生活本身就是一件十分危险的事情。而如果没有恐惧，可能是致命的。生活中，要想使警报装置可靠地工作，它就必须是非常敏感的。对于我们大脑的"警报装置"来说同样如此：宁可多发10次警报，而不要漏发一次。想象一下，我们那些在非洲大草原上迁徙的祖先，如果有一次他们没有及时看到狮子，那就完了。

也许恐惧症患者会生活得更安全一些，因为他们更加不愿意面对风险，所以他们的大脑宁可触发一些假警报，逃离一只无害的羚羊。但另一方面，像这样过于敏感的警报装置也会把一切都挡在外面，因为它会让人总是生活在对惊恐发作的担心中，并且回避一切可能发作的场合。如果有人因为担心惊恐发作而不去社交，那么他也就没有正常的生活了。

如果雅各布的惊恐发作更加频繁，那么他需要去看一看心理医生，医生可以很好地帮助他。治疗社交恐惧症效果最好的方法被称作暴露治疗法：故意让你进入你所害怕的场合，起初由治疗师陪同，然后逐渐变成独自一人，你逐渐习惯后便遗忘了恐惧。顺便提一下，最早关于这种疗法的报告来自歌德。为了治疗自己的恐高症，他反复登上斯特拉斯堡大教堂的塔楼，那是当时世界上最高的教堂。不知道雅各布的报告中是否也会提到歌德的这段经历。

世界对我们说话

语言与思想

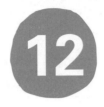

12 为什么我们喋喋不休

语言发展简史

我们为什么要学说话？当喜欢某个人的时候，我们为什么不像鹿那样叫呢？或者当喜欢什么东西的时候，我们为什么不像猫那样发出呼噜声呢？毕竟我们也能发出那样的声音。那是因为在进化的过程中，人类已经进化出更好的东西——语言。作为成年人，我们的词汇量大约为10万个单词（汉语常用字约3000字），它们又可以有无数种变化和组合，因此，我们现在能够明白地告诉服务员：主菜之后，我们想立刻来一份超大杯咖啡，加不含乳糖的牛奶。

除了信息交流之外，语言还有一个重要的社会功能。有研究表明，我们每天大约有20%的时间在交谈，而猴子——我们都知道它们不会说话——每天则会花20%的时间互相捉虱子。不管是语言，还是捉虱子，都有社交的功能。与人相处是语言形成、习得和发展的根本条件。

在进化过程中，人也在不断变化，双手由于直立行走而得到解放，可以自由地活动；大脑皮层扩大了，喉头的位置向下移动……这些都是随着语言的发展而同时发生的，没有人能够确定哪个先哪个后。

语言和身体语言是相互补充的。如果没有手势和面部表情，也就是说，如果没有我们的身体语言，我们的语言表达会大打折扣。试试不借助手势的帮助描绘一个旋转楼梯吧！

嘴和手在大脑中的关系非常密切，就像语言和手势一样。如果按压新生儿的手掌，他就会张开嘴，这种反射表明了嘴和手之间的密切关系。当婴儿9个月大时，如果他想要什么东西，

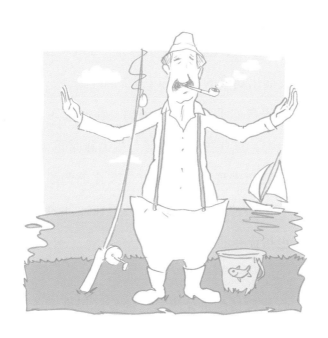

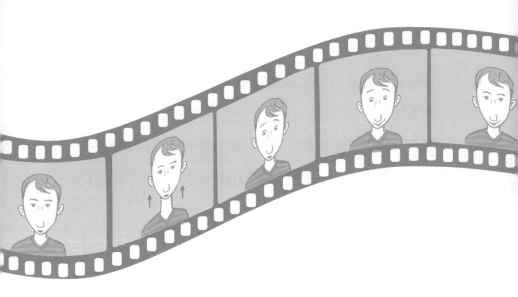

通常会张开手伸向想要的东西。1岁大时，他会用一根手指指向东西。再过不了多久，他就会配上声音"那个"或者"要"。慢慢地，他会发展出更多的声音和手势的组合。

许多身体语言似乎是与生俱来的。在研究先天性失明儿童的手势的实验中，这些孩子的手势与视力正常孩子的完全一样。某些身体语言甚至表现出了超越自身文化的普遍性，比如，许多文化里都有用眼神致敬的行为，甚至在面部表情非常克制的日本人身上也是存在的。

社交和身体构造的进化为语言的发展提供了条件，但要想使用语言，还需要一些必不可少的来自大脑的"调料"。

语言发展的一个要素是人类身上特有的解释符号的能力。当人们从沙子上的印迹辨别出是狮子的足迹后，下一步人们就能用一个符号、一种声音或一个词语"狮子"表示狮子。利用语言，我们能够清楚地向别人表达我们的想法，使谈话对象脑海中形成类似的想法。当然，即使有语言，双方也可能因为用词不当，或经验背景、语言的不同，互相误解。

有些词语我们还能听出它们的来源，拟声词就是这类，例如"喔喔喔"为何成为表示公鸡打鸣的词语，这一点我们很容易理解。

现在我们已经具备了语言形成的基本条件。然而人们是怎样学习语言的呢？简单地说，就是通过把语言与印象、图像、经验以及大脑中的其他词汇相关联来实现。

如果你给一个2岁的孩子看一只水獭，同时说"哇里哇啦"，然后另一个人，指着另一只水獭对同一个孩子说同样的词，第三个人同样再做一次。开始，这个孩子也许认为"哇里哇啦"的意思大概是"安静"或"小心，咬人！"。慢慢地，当这个词在不同的场景中被重复了很多次后，这个孩子在每次比较中都会对"哇里哇啦"这个词的确切含义了解得更多一点儿。

在理解和学习语言时，声调、情感、场景和母语都起着非常重要的作用。就这样，不同的词汇在大脑中组成了一个网络。从这个角度来看，语言习得在小孩子的大脑中有点儿类似统计分析：一个词与某种特定的场景或某种特定的情感结合的次数越多，这种连接在大脑中就越紧密。这也解释了为什么我们对

孩子的语言发展（以德语为例）

出生至第8周：吸吮、吞咽、打嗝。

第8周至第20周：哇哇叫、哭、笑。

第20周至第30周：发出声音。

第30周至第50周：有意义的语句越来越多。

从1岁开始，主动使用的词汇慢慢积累起来，开始时，每月大约10个单词。大约掌握50个单词后，词汇量就会迎来爆发式增长，此后孩子每天最多可以学会8个新单词。

一个6岁的孩子能理解大约13 000个单词。

而一个成年人的词汇量有多大呢？这个区别很大，从3 000到200 000个单词。

同一个词的联想多少都会有些不同。一个18个月大的孩子可能认为天空中的新月是一根香蕉，但一个16岁的孩子肯定就不会再这么想了。同样，与"月亮"这个词联系在一起的东西，对于一个浪漫派诗人和对于一个宇航员来说肯定也是不同的。

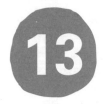

13 那些"说话"的动物

语言只属于人类吗？

人类想知道狗被抚摸时在想什么，想知道金鱼是否会口渴，蛤蟆是否会认为自己很丑……因此，人们会做出一些奇怪的尝试——教动物说话。这种尝试似乎有点儿介于神经科学实验和马戏团表演之间。

1977年，鸟类学家艾琳开始教灰鹦鹉亚历克斯说话，直到2007年亚历克斯去世前不久，它能说100多个英语单词。亚历克斯只是简单的鹦鹉学舌？不，它认识物体和颜色，能与艾琳"说话"，还可以"回答"艾琳的问题，甚至会创造新词——"ban-erry"是指一个苹果，它吃起来像香蕉（banana），看上去像樱桃（cherry），至少艾琳是这么解释的。

苏格兰牧羊犬里克认识大约200个单词，因参加了电视节目《想挑战吗？》而走红，还因此而登上了著名的学术杂志《科学》。不过现在在《狗狗识字》中名列冠军的是贝特西，也是一只边境牧羊犬，它认识约340个单词。

这证明狗在某种程度上能理解人类的语言。在人类进化的过程中，语言有其自己的发展方式。在这方面，狗是一个例外：10 000年以来，它们一直与人类密切地生活在一起，双方越来越适应对方。狗能够把词语、手势、气味以及图像联系起来，例如贝特西能够从一堆物品中找出图片上的飞盘。因此，狗成为人类忠实的伙伴。它们又得到了什么呢？食物、抚摸和暖气旁的一个位置。普通的狗能识别大约40个单词，而且有些品种的狗似乎比其他品种更有这方面的天赋。不过，我认为我邻居家的松狮犬一个单词也不认识。

黑猩猩不是和人类最相近的吗？那么，它们应该也能够说话吧？我们知道，黑猩猩能够交换语言信号，并从人类那里学习一些概念。例如，一只名为坎齐的黑猩猩能够借助符号分辨

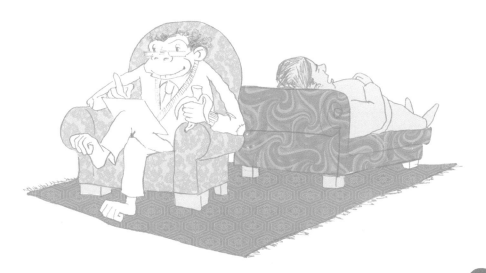

几百个概念。

　　如果一只黑猩猩在人类中长大，那它又会如何呢？它能学会说话吗？美国心理学家温斯洛普·凯洛格把一只7个月大的黑猩猩古娅带回自己的家中，将它与自己三个月大的儿子唐纳德一起喂养，并施以同样的教育。但是凯洛格和他的妻子没有看到一位会说话的黑猩猩姑娘，而他们的儿子却开始模仿黑猩猩的叫声！一年后，古娅被送回动物园；而唐纳德很快弥补了自己在语言上的退化，后来成了一名精神病学家。

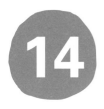

14 大脑左前方

语言停驻的地方

现在，你可能已经了解到大脑有一个由神经细胞组成的网络，它有不同的分工，并通过电信号传递信息，高效又迅速。那么，你的认识已经相当先进了。2 000多年前的古希腊就有思想家意识到大脑是感知和智力的所在地，但亚里士多德则认为心脏才是智力真正的所在地，而大脑只不过是滚烫心脏的一个冷却装置而已。直到15—16世纪文艺复兴时期，大脑作为心灵和语言的驻地才被确认。

起初，这种认识导致了一些奇怪的现象。例如，人们认为大脑塑造了头骨的形状，因此人们可以通过头骨了解一个人。约瑟夫·加尔（1758—1828，德国医生、解剖学家）就是这种观点的支持者，他坚信一个容易犯罪的大脑会使得耳朵上方的头骨突出来。加尔儿时有两个记忆力特别好的同学，他们的眼睛都特别突出，他认为这是因为他们的额叶发展程度非常高。1802年，加尔的研究因为反宗教被禁止后，他在全国公开进行巡回颅骨触诊，以了解头骨形状与人性格的关系。他曾经非常受欢迎，但在科学上是有争议的。

加尔为头骨划分了27个区域，这些区域分别对应处理不同事务，其中还包括一个宗教和上帝的中心。他认为某个区域的增大可以在头骨上摸到。现在，人们偶尔还会在跳蚤市场看到一种瓷制头骨，上面标注了加尔拟定的这些区域。虽然后来加尔被群嘲，但他也发现了一些今天仍然适用的东西——加尔是最早提到左脑损伤会造成语言障碍的人之一。左脑受伤的人往往会出现语言障碍，而右脑损伤则不会，这一点是被现代科学所证实了的。

那么医学家和科学家究竟怎么解释语言形成的问题呢？这里有一个小实验。

实验 ●●

想象一下，你和一位老人一起在公交车站等车。因为公交车晚点了，而你很无聊，于是你就和他攀谈起来，然而他的回答令你非常惊讶！

你："公交车又晚了很久。"

对方："嘿，啊，以前这儿经常这样很快的。"

你："对不起，您是指什么？"

对方："嗯，夏天我那漂亮的图小吉，就是这个时候……"

你："嗯，我是说公交车。"

对方："以前，嗯，现在也是或者对我比对公交车——天哪，这太难了！"

你："抱歉，我还是没听懂您的话。您还好吗？"

对方："不是，但是，但是那一会儿我会有些东西，这样都拿着这些东西，啊，对，我啥我站在那儿是等棚子管子，我知道的……"

对话进行到这里，你很可能会走开，因为对方让你很不舒服。但是，一个这样说话的人可能不是疯了，而是因为他有某种语言障碍，所以他在理解语言方面有困难。这种障碍对患者来说非常残忍，因为他们听不懂别人的话，甚至也没办法让别人听懂自己的话。他们的语言中有太多混乱的表达和错用的词语。

下面这件事对我们所有人来说都毫无困难——当妈妈喊你吃饭时，她的声音会传入你的耳中。声波进入内耳被转换为神经信号，通过听神经，这些信息会被传递给你大脑的听觉中枢。在这里，你听到的语言信息会被解码：妈妈说今天有抱子甘蓝吃，是你喜欢的菜。哦，太棒了！

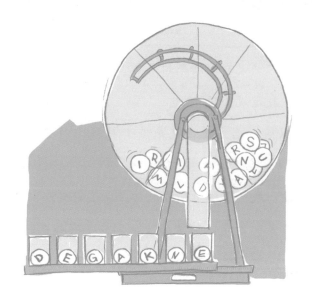

对语言信息进行解码的大脑区域被称作韦尼克区，是以医生卡尔·韦尼克的名字命名的，他第一次准确描述了这一脑区与失语症的关系。如果这个区域受损，病人就会出现语言障碍，就像你在公交车站遇到的那个人一样。通过研究患有这种语言障碍的人的大脑，科学家有了重大发现：这些患者左脑的同一区域都有损伤，这个区域紧挨着大脑的听觉中枢——语言信息进入大脑后，就在这个区域被解码。

神经科医生在他们的诊所里经常遇到像公交车站那位老人一样的病人，通常中风是造成这种语言障碍的原因。通过医学治疗和语言治疗师进行大量语言训练后，病人能够改善他们的语言能力。

除了这种语言障碍，还有一种重要的语言障碍，这时你们的对话可能会是这样——

你："公交车又晚了很久。"

对方（很慢地，很犹豫地）："手表这个。"

你："对不起，您是指什么？"

对方："公交吃，可。"

你："是的……我是说公交车。"

对方（很努力地）："是的，公交吃弯了。"

你："抱歉，我还是没听懂您的话。您还好吗？"

对方："醒了，这个，废话，废话。"

这种类型的语言障碍是由法国医生保罗·布罗卡（1824—1880）首先发现的，人们用他的名字命名了这种语言障碍。他的名字也因此被刻在了法国的埃菲尔铁塔上。他的一个病人在一次中风后只能说出"坦"这个音，我们暂且称他为病人"坦坦"。"坦坦"死后，布罗卡研究了他的大脑，发现左额叶上有损伤。后来，他又在许多其他有同样症状的病人身上发现了这种损伤，因此可以确定这个脑区对运动性语言[①]生成的重要性。

因布罗卡区受损而患上语言障碍的病人说话时必须做出巨大努力，人们能感觉到他们把思想转化为语言是多么困难。尽管如此，病人还是能表达最重要的内容，他们说话的方式被称作"电报式"。

如图所示，布罗卡区位于大脑前方，比韦尼克区的位置更靠前，它更接近运动皮层。当你想回应妈妈时，它就被激活了："抱子甘蓝一直是我最喜欢的食物，特别是和肝一起做！"

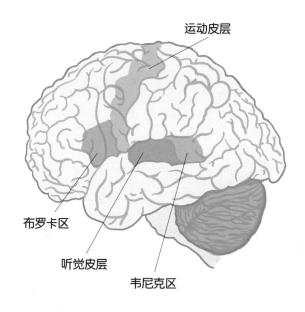

运动皮层

布罗卡区

听觉皮层

韦尼克区

---

① 语言中枢负责控制人类的思维和意识等高级活动，并进行语言的表达，它分为运动性语言中枢、听觉性语言中枢、书写性语言中枢、视觉性语言中枢。

巧合的是，这两个区域都位于大脑的左半球。这是为什么呢？大多数人的大脑左半球略大，尤其是颞叶部分，是不是因为左边通常包含语言中枢呢？但是，黑猩猩的语言中枢也很大，但它们并不会说话。语言中枢在左边是因为那儿空间更大吗？或者它与另一种不对称性或称手性有关？90%以上的人右手比左手灵巧，黑猩猩也更偏爱用一只手，这到底是为什么呢？

我们不知道，这真的很复杂！

右脑与语言也有关系，比如理解语调语气。上面那句有关抱子甘蓝的句子用不同的语气说，听起来可能是严肃的，也可能是讽刺的。

和大多数脑科学家一样，布罗卡的工作也没有局限于语言。他坚信不同人种的大脑容量不同，而大脑的大小决定了智力。他还认为白人比黑人更聪明，男人比女人更聪明，法国人比德国人更聪明……为了证明这些观点，他必须不断编造新的规则。现在，我们确定布罗卡的这些观点是错误的，天才的大脑并不比你的或我的大脑更大。大象的大脑更大，它们可没有因此而能够更好地思考，更别提说话了。

你一定知道自己是右利手还是左利手。作为右利手的你，有些事情是不是更喜欢用左手来做？有没有其他身体部分，你更喜欢用某一边呢？踢足球时你用哪只脚射门？跳高时你用哪条腿起跳？你用哪只眼睛看望远镜？还有，当你微笑时，你更喜欢翘哪边的嘴角？

　　脑科学研究对这些不对称现象都还没法解释。但是大脑在许多运动中都有偏好的一边，微笑这件事尤其有趣，总有人声称，真笑时左边嘴角比右边翘得更高，而假笑时刚好相反。这一点并没有被证实。你观察到的情况是怎么样的？

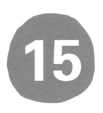

15 我们看待世界的方式

语言和思想

即使真相像视频一样呈现在我们眼前，我们对世界的认知还是可能会受到语言的影响。这种影响是迅速而隐秘的。在接下来的日子里，请试着有意识地看看各种资讯的标题，然后问问自己：它们对你有什么影响？

语言影响我们的认知吗？

好吧，语言影响着我们的认知。说不同语言的人，认知就不同吗？在法语中，叉子被称为"la fourchette"，在西班牙语中是"el tenedor"。如果叉子能说话，那么法国人会赋予它一个女声，而西班牙人则会赋予它男声。但这是语言的差异造成的，还是思维的差异导致的？

澳大利亚的原住民使用的数词非常少，只有"一""二"和几个表示较大数字的词汇，例如"几个"或"多个"。同样，他们还缺少表达方位概念的词，如"左""右""前""后"。如果我们给一位原住民描述去冰激凌店的路，我们会说："在第三棵大橡树下右转，然后直走200米。"他能找到吗？自20世纪80年代以来的研究表明，原住民的空间定位能力比我们更好，而且代代相传，所以他们并不需要太多词汇。

另一方面，原住民拥有多达14个单词表示不同形状的孔洞，例如"yulpilpa"表示很小的、蚂蚁居住的小洞。而这在我们的生活环境中根本没必要，因为我们的生活中只有一些老鼠洞和高尔夫球洞。

巴布亚新几内亚原始部落的达尼人，只有两个表示颜色的词"亮"和"暗"，但是研究表明，他们和我们一样能够感知颜色。

语言和思想之间的关系非常密切，并且互相影响。有一个实验可以证明——在希腊语中，浅蓝色和深蓝色是两种颜色，分别用不同的形容词galazio和ble来表示。而希腊语中表示绿色的只有一个词，和我们一样。在这个实验中，人们分别给希腊人和英国人一次又一次地展示深蓝色的圆圈，偶尔插入一次浅蓝色的圆圈。在导出的希腊人的脑电波中，人们发现了一个明显的振幅，神经学家认为这表示了大脑中的一个错误信号，在时间上要远远早于思想。而英国人的脑电波中没有变化。关于绿色的实验中，科学家们并没有发现希腊人和英国人的脑电波有区别。因此，科学家推测：希腊人对浅蓝色和深蓝色的不同称呼导致了感知的变化。

不难理解，在希腊人的生活环境中，海水和天空都会呈现各种不同的蓝色，而这在希腊文化的发展过程中既导致了人们对蓝颜色不同的认知，又导致不同词汇的产生。

因此，我们所说的话和所写的字对我们的思考方式会产生影响，同时思想又会进入语言并重塑它，而新词又会影响我们看待世界的方式……语言和思想就这样不断"纠缠"下去。

思考

德语中缺少一个表达"喝够了"的词汇，即类似于"饱"这样的词。这是因为德国人总是感到很渴吗？总是无节制地喝啤酒吗？如果了解了语言和思想之间的关系，人们在痛饮啤酒时会不会少喝一点儿呢？

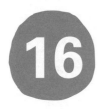

16 大脑是如何写诗的

语言和隐喻

在一次德语"最美的词"评选中，"habseligkeit"胜出。为什么许多人喜欢这个词呢？这个词由"habcn"（占有）和"seligkeit"（幸福）组合而成。虽然人们并不希望精神上的幸福依附于物质上的占有，但精神与物质上的满足自然地结合，使这个词具有了一种怀旧和淳朴的意味。你看，一个词就能打开一个世界。

实验

写下你最喜欢的三个词，说说你为什么特别喜欢它们。

词的连接会形成一些模式，它们在大脑中总是一再被激活。如果有人说"本①喜欢……"，那么就会产生某种刺激模式，使

———————

① 本（Ben）是德语中常用的男性名字。

我们期待后面会出现一个女人的名字。一个男人的名字可能就不太常见，"一只蛤蟆"就更加罕见，但陌生的组合也会引起听者的更大兴趣。

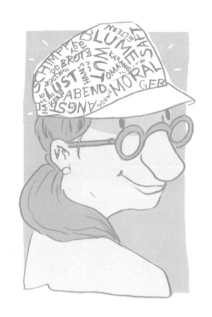

同样，动词、形容词和名词都会被分组。当你听到"黑的"这个词时，许多其他的词会在你的大脑中被激活，如"白的""夜"或"非洲"等，"纸"或"大理石"出现的可能性肯定小很多。一个词常常会与某种氛围相关联，我们称之为一个词的"气味"。

有些词经常用，如"和""作为"等，而有些词则较少使用。一个词的含义越具体，往往使用的频次就越少。创作文学作品时，人们可以有意识地遵循这些规则或故意违背这些规则。当一个诗人写"她的皮肤曾像牛奶一样"，你也许会意识到自己的大脑是怎么运转的：皮肤和牛奶并不完全一样；牛奶会有一层讨厌的奶皮，但也是纯洁和健康的象征。如果省略了"像"这个字，这句话就会变成"她的皮肤曾是牛奶"，这时大脑中的刺激会更加强烈，一个新的隐喻就这样产生了。

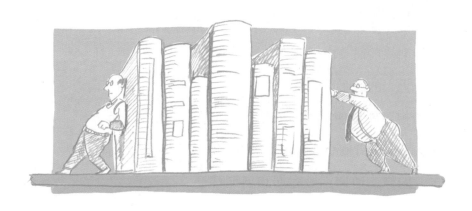

　　隐喻在我们的语言中十分常见，但人们常常注意不到，我们已经习惯了它们的存在，理解它们没有任何阻力。如果一个隐喻是新的，我们读到它的时候，就会"卡"在这个喻体上。如果人们能够根据自己的经验弄明白这个隐喻，那么人们会有一种顿悟的快感，也称"啊哈效应"。在神经生理学实验中，"啊哈效应"也可以通过大脑信号得到证明。

实验

　　创造一个新词表示一种新的事物或状态，例如：

　　1. 用一个词表示一种饼干：掉进咖啡杯的饼干。

　　2. 用一个词表示一个动作：在自动售货机上投入硬币，希望它们最终能被售货机接受。

　　3. 用一个词表示一种感觉：一夜好梦后眼睛的感觉。

刚刚我还记得

记忆力与智力

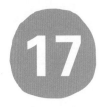

少一块大脑会怎样?

遗失的记忆

在20世纪50年代,治疗精神疾病的方法比较少,一部分病症严重的精神病人会接受神经外科手术。换句话说,人们切除一部分大脑,希望会减少病人的症状,例如,较少激动或较少出现幻觉。但在1957年的一篇传奇性论文中,脑科学研究者威廉·斯科维尔和布伦达·米尔纳详细描述了10名接受了手术的病人情况,揭示了这种手术的令人震惊的副作用:手术几乎未能帮助这些病人,然而他们却失去了记忆。

这些病人当时是否有能力对手术做出判断?在这种情况下,人们是否可以被允许使用未经验证的手段?这种手术是否还有其他未知的可怕的副作用?今天,如果对于病人症状的改善没有明确的好处,没有详细的讨论,没有对手术做出说明,并且没有得到病人或法定监护人的同意,脑部手术是不被允许的。然而,总有一些特殊情况会进行手术,特别是针对一些医学还无法提供好的治疗方案的疾病。人们可以在临床伦理委员会中讨论此类案例，这有助于人们做出正确决策。

其中一名接受这种治疗的患者并非因为精神疾病，而是由于严重的癫痫发作。这位病人的名字叫亨利·古斯塔夫·莫莱森，不过所有提到他的人都称他为"H.M."——他是世界神经科学文献中最著名的病人之一。他10岁时，第一次癫痫发作。起初，癫痫的发作不太严重：亨利会在大约40秒内没有任何反应，他闭着眼睛，张着嘴，而胳膊和腿会随意蜷曲着。从16岁开始，他出现严重的癫痫发作，而且毫无征兆。他会无缘无故摔倒，失去意识；全身抽搐，咬着舌头，小便失禁；很长时间后他才能清醒过来。医生找不到癫痫发作的原因，而能用的几种药物也毫无作用，只能使他昏昏欲睡。

当时的医学已经发现，人脑某个特定区域的损伤可能引发癫痫，但还没有明确其机制。因此，绝望的患者和其父母决定孤注一掷，进行一次扩大的脑部手术，切除可能引发癫痫的脑区。1953年9月，H.M.的两侧颞叶被切除了大约8厘米长的脑组织。几天后，H.M.清醒过来，他恢复很快，癫痫发作的频率和程度有了显著下降。但是，人们发现H.M.不太对劲——1955

年4月26日，在一次术后检查中，人们问他那天的日期，他回答说："1953年3月。"H.M.活在了过去！他说的话涉及的通常都是他童年的经历。

人们花了很长时间才让H.M.明白他曾做过脑部手术。由于他术前非常喜欢做填字游戏，所以人们又给他做填字游戏，他后来也一直都喜欢解这些谜题，只是他用于填字的知识都是手术之前获得的，对于当前的日期和事件，他一无所知。医生对他进行了仔细的检查，发现他患有顺行性失忆症——不记得手术后的事情，而且对手术前后的记忆较差，但对手术之前较早的所有事情都保持着良好的记忆。

切除病人H.M.大脑中的颞叶部分对他造成了严重的记忆障碍，这表明：颞叶与记忆有关。

20世纪80年代末，科学界对H.M.和他的记忆进行了持续研究。当时负责实验的心理学学生马克·马普斯通每天早上都要向H.M.重新介绍自己，因为H.M.又不认识他了。H.M.总是会问起他在街上看到的汽车，并且对其速度感到惊奇。但是，当坐在实验室的电脑前，H.M.会玩起他上次在电脑前学会的东西，即某些运动测试用的按键组合；一些短期的记忆任务，例如"请拨打437628"，他都可以完美地完成。据此，科学家得出结论：记忆的形式并非只有一种，而是有很多种！

记忆不仅是大脑中的一个存放回忆的抽屉，而且不同的记忆形式在大脑中也对应不同的区域。当我们在口语中说"记忆"时，我们通常是指外显记忆，它使我们能够记住事实和事件。

而我们还有内隐记忆，人们无法直接传达或叙述它的内容，包括学过的动作，比如骑车、操作电脑，就像H.M.能够学会的那种，尽管我们以前认为他已经失去了记忆。

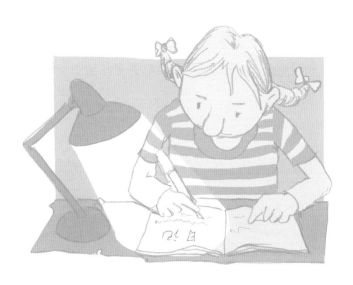

还有一些引人注目的事情：虽然H.M.在普通的记忆测试中的得分远远低于平均水平，但是他的综合智商是112，高于平均水平，甚至比他手术前的成绩还要好一点儿。他的知觉、抽象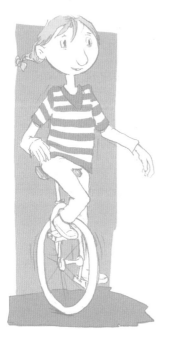思维能力都没有受影响，他还能够制订计划，并且战略性地处理一项任务。如果你在电梯里遇见H.M.并且和他谈论天气，你不会发现他与常人有任何不同。

从亨利·古斯塔夫·莫莱森身上，科学家了解到人存在不同形式的记忆，开启了当代脑神经科学的研究。他于2008年12月去世，他的大脑被切成2 401片，科学家在显微镜下继续研究它们，也许其中还隐藏着更多秘密。

18 一次模拟采访

阿尔茨海默病

阿洛伊斯·阿尔茨海默曾在法兰克福一家精神病院做助理医生，一个女病人引起了他的注意，因为她的行为非同寻常，而且特别健忘。5年后，这位病人去世，他在研讨会上报告了她的情况和她大脑中的变化。后来，人们在很多病人身上都发现了同样的病症，并用阿尔茨海默的名字把这种病命名为阿尔茨海默病。

这种病主要影响80岁以上的人，最初病人会出现越来越多的记忆障碍，随着时间的推移，注意力、语言、计划能力都会受到影响，最后病人会丧失人格。有一些药物可以减缓该病的发展，但是，到目前为止，它还无法被治愈。

早上好，阿尔茨海默博士。

现在是11点45分，但也许您只是想说：你好①。（他微笑着

---

① 原文 Guten Morgen 在德语中本意是"早上好"，但常用于打招呼，也可以译为"你好"。

调整他的单片眼镜。）

您会是一个长久被铭记的人，您怎么看这件事？

这我可真没想到。1906年，当我介绍奥古斯特·德特尔的时候，我的报告并没有受到特别的关注，我也不在意这个。但我想知道为什么现在有这么多人会罹患这种大脑皮层上的特殊疾病，仅仅是因为现在的人更长寿吗？

您是一个教授。您曾经也是个好学生吗？

生物和数学优秀。法语什么的，我不太擅长。

您的父母为您感到骄傲吗？

我父亲很自豪，但他几乎没有表现出来过。我们家有八个孩子。我母亲更喜欢表达她是多么为我们高兴，这与我们的学习成绩无关。很遗憾，她在我中学毕业的时候去世了。

接下来发生了什么？

我去柏林读大学了，当时20岁。

柏林这个大城市很好玩，不是吗？

是的，那会儿柏林真是群星荟萃。罗伯特·科赫发现了霍乱弧菌，施里曼发现了历史上的特洛伊城……

我是说剧院、俱乐部和夜生活。

我对这些一点儿兴趣都没有。您看，我来自弗兰肯区的马克特布赖特，您知道马克特布赖特吗？

从未听说过。

美因河畔的马克特布赖特。总之，我又回到了维尔茨堡，在第二学期的时候。美因河畔的维尔茨堡，我希望您至少知道维尔茨堡。柏林对我来说太浮躁了。

您害怕吗？

听着，孩子，我很少会害怕。我曾经在冬天从维尔茨堡横渡美因河，只是因为打赌输了。不过，我们还是少谈点儿我，多谈点儿奥古斯特·德特尔吧。

她是法兰克福精神病院里的一个病人。

是的，这个精神病院是由霍夫曼创办的——您知道霍夫曼是谁吗？不知道？他是精神病院的院长。

这对我来说没什么意义。

但是你知道《蓬蓬头彼得》[①]吧？这就是霍夫曼写的。令人惊讶的是，这是人们对他唯一的记忆。霍夫曼认为大脑是发生精神疾病的地方，而精神疾病终究是身体上的疾病。总之，我成了霍夫曼的继任者唯一的助理医生，两名医生负责254名病人。

您的工作是怎么样的？

我们尽量不捆绑病人，不使用胁迫手段。有一些病人在抽屉里吐口水，撒尿，有时我们不得不强行制止。

您喜欢这个工作吗？

这是我的职责。但现在，我们好好聊一下奥古斯特·德特尔吧。

---

① 一部童话。

她怎么了？

她是被当作嫉妒妄想症病人送进医院的。她怀疑她的丈夫一直在欺骗她，她还不停地骚扰她的邻居们。她有时是不安的，干劲十足的，有时又是麻木不仁的。此外，我们还注意到，她有大量的记忆丧失。鉴于她的年龄，她才51岁，这一点特别明显。

但阿尔茨海默病主要是一种老年病，不是吗？

是的，现在人们是这么认为的。但在当时，我们并没有想到这一点。

那您是如何追踪到这种疾病的呢？

我在病人死后检查了她的大脑——我总是检查大脑。和许多其他患者的大脑一样，这个大脑显示出一种典型的变化：神经细胞内外都有淀粉样的蛋白沉积物。这种表现是该疾病组织学上的相关变化。

什么是"组织学上的相关变化"？

人们在显微镜下看到的该疾病在组织上表现出来的变化，

体现出患者与健康人大脑之间的区别。您明白了吗?

哦，这样啊。所以沉积物是指大脑中的垃圾，可以这么说吗?

垃圾? 我不会那样说。但无论如何，它不属于那里，它应该被运走。

我明白了（其实就是垃圾，但我不会说出来了）。非常感谢，阿尔茨海默博士。

不客气。让这个采访有点儿用处啊。

19 大脑的无限潜力

记忆力训练

正如我们总是希望增加电脑内存一样，我们也总是想提高我们大脑的存储能力，不是吗？但是这个比喻是不恰当的，大脑远远不只是一个存储器。我们应该更好地了解它，这样做甚至有可能提高我们的记忆能力。

最强记忆

本·普利德摩尔保持着记忆扑克牌比赛的纪录，他能在30秒内记住一副扑克牌的顺序。你洗牌，他有30秒的时间记下所有牌的顺序；然后把这副牌扣在桌面上，他说出一张牌的牌面，并把扑克牌翻过来验证。如果你愿意，他可以连玩六盘。

如果仔细观察这位记忆力大师，人们会发现他记牌时需要全神贯注。你知道，当电话铃响起时，或当姊妹发出哇哇的叫声或发生更有趣的事情时，你很难进入学习状态。但如果把注意力集中在某物上，人们就会得到一些被其他人忽略的信息。

夏洛克·福尔摩斯，阿瑟·柯南·道尔笔下的这个著名侦探就是一个很好的例子——在记住台阶数量或磨损的图案等细节前，福尔摩斯一级台阶都不迈。

你一定知道1元硬币的样子，但你能准确画出它吗？很难，对吗？你看，记住某物的条件之一是我们是否认真地去认识它。再举一个相反的例子——问问你的父母，2001年9月11日，也就是当他们听到美国的世贸中心遇袭时，他们在哪里。也许他们会记得当时听到这个消息时他们在哪里。那一刻深深地烙印在他们的记忆中，因为它与许多强烈的刺激联系在一起。你一定也能很清晰地记得你生命中那些与强烈的刺激联系在一起的某日、某时、某刻。

大脑中感知和处理情感的一个关键结构是杏仁核，它与人类记忆的关键结构海马体离得很近，因此，伴随着特别积极或特别消极的情感时刻也能被更好地记住。

等一下，这意味着如果你对学习有强烈的感情，那么你也能更好地记住学习内容吗？就是这样！这就是为什么好老师会努力使你对他的课感兴趣起来。同样，这也适用于消极的情感，面对老师的指责或训斥，如果它们不是持续的，人们也能记得又长久又深刻。

把想记住的东西与强烈的感情连接起来，通过这种方式能提高你的记忆力吗？原则上可以。但是，要对历史课本上历代王朝和统治者的顺序产生强烈的感情，这就很困难了。还有什么方法可以提高人们的记忆力吗？能不能像训练你的肌肉一样训练大脑呢？能！下面是一些记忆小诀窍——

全神贯注　假设你想记住派对上的人名，那么找出那些会让你分心的东西，例如音乐、嘈杂的环境等，然后尽量屏蔽掉它们。如果一个女孩向你介绍自己并告诉你她的名字时，你却一直看着她那奇怪的上衣，那么你已经失败了。正确的做法是全神贯注于对方的名字，如果你没听清或不太确定，那么再问一遍，重复可以加强记忆效果。但不要问三遍，因为和你说话的人大概没有兴趣与一个凡事问三遍的人继续联络。

结合画面联想　尽管你已经全神贯注，但是你在第一次派对上还是没能记住别人名字，那么下一次派对上试试下面这个诀窍吧——如果你想记住一个叫作贝恩德的人，请你先看看他的脸，圆圆的，很友好；他的动作有点儿笨拙，像一头大熊；

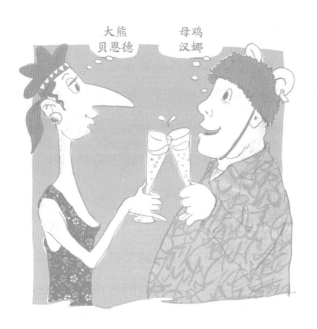

大熊
贝恩德

母鸡
汉娜

那么从现在起他就是"大熊贝恩德"。但如果贝恩德的特点刚好相反，他瘦弱而好动呢？嗯，你只需要记住"非熊贝恩德"。他驼背？他就是"香蕉贝恩德"①。这个画面越怪异越奇特，它在你的记忆中就越发牢固。当然，你得多加练习才能做到这一点。记忆专家脑海里有一个长长的关联画面的名单。

我认识一个服务员，他不希望自己的名字被写出来，当店里客人很多时，他会利用一些夸张滑稽的画面来记住订单。比

① "贝恩德""熊""香蕉"对应的德语词分别为：Bernd、Bär、Banane。所以文中所说的这种联想不仅写意，而且是谐音，非常方便记忆。

如：他想象在这个红脸男人烧得滚烫的脑袋上，浇上了他点的大杯啤酒，啤酒发出嘶嘶声，自己又把香肠挂在那位精心装扮的女伴脖子上……

还有一个特别受欢迎的方法——位置记忆法，如果你要在学校做一个报告，就可以使用这个诀窍。

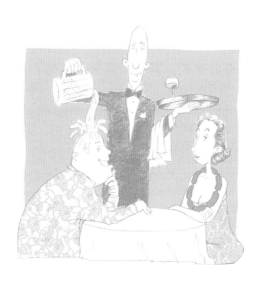

实验

试着记住以下词语：火柴、面粉、香蕉、吸尘器尘袋、抱子甘蓝、棒棒糖、洗发水、橡胶手套、牙膏、手表。开始吧，你有1分钟时间。

你能记住多少个词？所有的吗？很难吧？现在试试位置记忆法——想象一下你的房子，你打开门锁，抬脚在门口的脚垫上擦了两下，检查信箱，走向衣帽间，然后去厨房看了下冰箱……请参照上面的方式，写下你最常进入的10个场景：

_____　　_____

_____　　_____

_____　　_____

_____　　_____

_____

现在，把场景和你想记住的词语联系起来：有人在锁里放了一根火柴，你必须先拿走它；当你擦你的鞋时，有面粉落在了脚垫上；信箱里有一挂香蕉；当你走到衣帽间准备挂上你的外套时，每个钩子上都挂着一个吸尘器尘袋；厨房冰箱塞得满满的，全是抱子甘蓝……

如果你真的这么做了，你会比第一次记住更多的词语。

好了，这些是帮助你记忆字词的一些技巧。那记忆数字也有技巧吗，例如电话号码？当然，有一种技巧可以帮助人们记住较长的数字，即分割术。

想象一下，在机场，你看到了自己朝思暮想的好朋友，他/她也看到了你，并且十分想和你叙叙旧。但你们俩不得不分开，否则你就会错过最后一班飞往纽约的飞机，而他/她将错过最后一个到巴哈马的航班。他/她在舷梯上转身，你们的目光最后一次相遇，他/她大声向你说出他/她的电话号码：00121297161992。

"太好了，这就是我需要的！"你想。这时传来广播："5372航班的最后一次广播，乘客米勒请至25号登机口，飞机即将起飞。"现在你想写下刚才听到的电话号码，但该死的，你不确定它是什么了，中间是71还是72？开头是21、29，还是25？

解决办法是：你听到数字后，试着分割它们，也就是把它们分成更容易记住的小组。那么，电话号码可能是这样的：001 212 97 16 1992。把数字分成小组后，人们通常都能记得更好。

如果你愿意，你还可以把001想象成詹姆斯·邦德（不过这时他是1号，而不是7号），212是纽约的区号，你的曾祖母97

岁，你16岁，1992年是你姐姐的出生年。你可以进一步把它们都放在一个场景中：独一无二的詹姆斯·邦德来到了纽约，见到了你的祖母、你和你姐姐，他给了你姐姐一份生日礼物。这些图像不适合你？那么，试着用你自己的方式分割数字，这样你就能更好地记住它们！当然，还有很多种记忆方法，例如口诀记忆和缩略语记忆，你可以多多尝试。

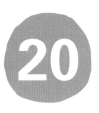

专家们的对话

智力的真相

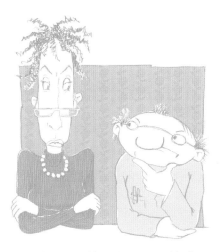

维尔瓦尔教授和拉斯特罗斯教授的对话

每周三下午1点15分，维尔瓦尔教授和拉斯特罗斯教授总是在海德堡大学的食堂共进午餐。维尔瓦尔教授现在是社会人类学的教授，此外，她还保持着德国西南地区撑竿跳的老年组纪录。拉斯特罗斯教授是一位神经生物学家，他喜欢骑电动自行车。

维尔瓦尔教授午餐通常点一小份沙拉和当天的例汤，拉斯特罗斯教授则爱点烤肉或肘子。

拉斯特罗斯："我的智商是135。"

维尔瓦尔："您应该把这句话印在T恤衫上，或者在上面印上'我的脑子很棒'这样的话，您这位爱显摆的先生！但是，小心有人检测您的智商。如果您想让我印象深刻，您最好还是先刮刮胡子吧。"

拉斯特罗斯："比起刮胡子，我还有更重要的事情要做。那您的智商是多少？"

维尔瓦尔："我还是不告诉您的好，否则您会忌妒的。您知道生活教会了我什么吗？真正的伟大在于谦逊，真正伟大的思想家不会对智商这种人为测试的数字如此饥渴，他们知道，比起一个用来评估大脑的介于40和150之间的数字，他们有更重要的事情去做。我总是告诉我的学生：智商只是大脑的马力值，主要用于吹嘘。您知道我是怎么想吗？也许为了获得更好的成绩，您偷偷地练习了智力测试题。"

拉斯特罗斯："不要戴着有色眼镜看我，我的同事。您真的知道什么是智力吗？"

维尔瓦尔："当然，每个人都知道智力是什么。您不这么觉得吗？智力是使人能顺利完成某种活动所必需的各种认知能力的有机结合！"

拉斯特罗斯："我觉得这个太抽象了，智力更像是一种综合能力。人们拥有智力才能有目的地行动，理智地思考并且在所处的环境中有效地行事。这是成人智力测试的发明者韦克斯勒说的。"

维尔瓦尔："你间接地承认了这一点。智商是智力测试测量出来的，这样的测量方式肯定不止50种，并且每年都在新增。因此，您的这个测试成绩就像在烟斗里抽烟①的能力，毫无价值。"

拉斯特罗斯："我不抽烟，只有那些自认为很聪明的人才会抽。抽烟对智力是有害的。"

---

① "在烟斗里抽烟"是一句德语俗语，意思是毫无意义。

这两位教授在食堂走廊又站了一会儿，继续争论……不过，我们别谈他们了，回到我们的话题：智力。智力并没有普遍认可的定义。在智力测试中，人们认为构成智力的不同能力，例如语言的理解力、计算能力、记忆力等可以分别被测试，然后根据难度进行分级，最后得分相加就得出了一个数值。这意味着，每个人会得到一个某种形式的"智力评分"。有些人可能在某些测试中会比在其他测试中做得更好，然而，大多数人在测试中的表现都很相似，所以一定有某种决定智力的"一般因素"。

我们之所以称之为智商，是因为这个指标是用儿童和青少年的智力年龄与实际年龄之商表示的——人们用"智力年龄"除以"实际年龄"得出的结果。如果一个人的测试结果符合实际年龄应有的表现，智商就是100。

那么，你认为自己在这样的测试中能表现得好吗？如果你想尝试一下，这里有一个小小的测试。承认吧，这很诱人，不是吗？

1.从a到e哪项陈述证实了"饮酒后驾驶汽车导致了许多事故"这个观点?

a 人们喝了太多的酒。

b 如果饮酒了,人们就不应该再开车了。

c 饮酒后驾车发生事故的概率约为20%。

d 酒精会降低驾驶员的驾驶技能。

e 警察应加强对酒驾的检查。

现在,我们来做一些难点儿的:

2.请问哪盏灯最亮?

a A灯不如B灯亮。

b B灯比C灯亮。

c C灯和D灯一样亮。

d B灯比D灯亮。

e D灯比A灯亮。

3.大声读出以下几组数字,然后立即闭上眼睛并倒着说出这些数字,如"8-1",闭上眼睛,说"1""8"。现在开始:

9–2

3–5–7

4–6–2–9

6–8–3–5–7

5–7–9–2–5–1

如果你有最强大脑，可以试试这个：6–8–3–4–6–9–2

我认识一个人，他总是在书房里做研究到深夜。在我看来，他确实做得不错。他声称自己可以倒背9个数字。这太厉害了，是不是？我不会说出他的名字，否则他会生气。不过，我认为他并不是很快乐，而且他也不是特别受欢迎。

现在回到测试。

4.3–5–8–13–21，这个数列的下一个数是什么？

如果你还没做够，再来一道难题。

5.3–6–18–72–360，这个数列的下一个数是什么？

6.下面有上下两组图，下组图中有两个图形与上组是同一个，是哪两个图形呢？

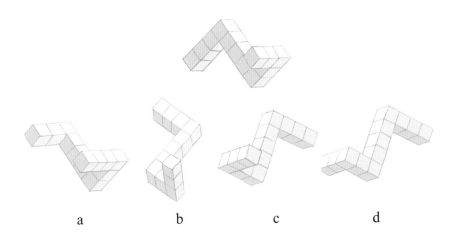

a   b   c   d

题目做完了吗？你想知道你的智商吗？我们没法告诉你。如果你做了一个正式的智力测试，那么，你的智商在85到115分之间的概率大约为68%。你正在阅读本书，这说明你对困难的事情有兴趣，所以你读本书这件事就表明你的智商可能在100到120之间。一个人智商大于等于130的概率约为2%。

当然，很多因素都会影响智力测试的结果，如人们是否睡好了，是否经常参加智力测试，是否理解了题目，甚至还包括人们是否有信心解答这些题。如果一道题上写着"仅适用于数

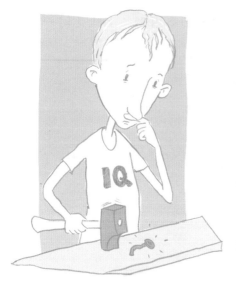

学天才"，而许多人并不认为自己是数学天才，反而是相当没有天赋的人，那么他们会比没有这个提示时做得更糟。

已有大量研究表明，如果我们在测试前就写明"男孩会做得比女孩更好"，那么，男孩做得确实会比没有这个说明时更好。

换句话说，完成此类任务时，更有信心的人要比那些不那么自信的人做得更好，动机和恰当的自信是取得更高测试成绩的重要因素。

他人的期望对测试结果也有影响。当人们知道他们的工作成果将得到更密切的关注，他们的表现会更好，这种效应叫霍桑效应。教师对学生的期望也可能在测试结果中有所反映，如果老师对学生有所期待，并能给予赞赏，就可以调动学生的积极性，促使其朝着期望的方向发展，这也被称作皮格马利翁效应。

人的智力似乎在13岁左右稳定下来。在此之前，它的发展取决于许多因素，包括先天条件、家庭背景、心理健康、学校教育等，但学校成绩并不在此列。

如果考虑到以上这些，弱化对人智力的评价也许是件好事，因为智力测试说明不了太多东西。

那么，所谓的情商又是什么呢？是一种实用的智力吗？还有，当班上的数学天才走出教室后不会修理自行车时，我们确实会暗暗高兴，不是吗？不过，情商也好，生活技能也好，这些在我们迄今为止所使用的智力测试工具中是无法被测量的。

21 感情和记忆的交界处

忘记不开心

你们是否清楚地记得某一次特别不快乐或者特别令人尴尬的经历？我的是这样的——我14岁时受邀参加一个派对，那是一个在我还不太熟悉的非常漂亮的女士家里举行的狂欢节派对。我错误地以为人们在狂欢节派对上都需要夸张的打扮，于是我扮成一个猎人，戴上大胡子，穿上毛皮大衣，脚蹬靴子，扛着猎枪。但到了那里我才发现，那里除了我没人这样打扮，充其量有几个人穿着比较时髦或在皮肤上涂抹了一点闪光粉。太尴尬了！众人投来的眼神让我至今记忆犹新。

然而，在某些强烈的刺激下，人会出现短暂失忆。我有一位年轻的病人，他向自己最好的朋友借了一辆全新的跑车，然后在高速公路上把车撞成了一堆废铁。警方称，在离事故现场约10千米的地方截住了他，但他除了自己的名字，什么都记不起来了。血检结果表明这起事故也并非因为酒精。他是不记得了，还是不想记得？人们怎么才能区分这两者？根据研究，这种心因性失忆症，即心理原因引起的失忆常见于士兵身上，发生概率是14%。

心因性失忆症有一个相当知名的病例——一个男人在多伦多市中心徘徊了一天多，直到他被人送到了医院。他自称什么都不记得了，除了自己的绰号是"伐木工"。当时照看他的心理学家给他做了一个记忆测试：给他读单词或看照片，随后再测试他是否记住了。"伐木工"表现出了正常的记忆能力，他能拼写单词，也能认出照片中名人的脸。但是他对自己个人的记忆仅限于他的童年和成人后一段快乐的时期，其他都想不起来了。随后的日子里，在一次偶然看到电影中的葬礼场景后，他的记忆回来了。他告诉医生，那天他刚刚参加了祖父的葬礼。他的童年很悲惨，祖父是少数几个对他有意义的人之一，也许祖父去世这个刺激造成了他的短暂失忆。

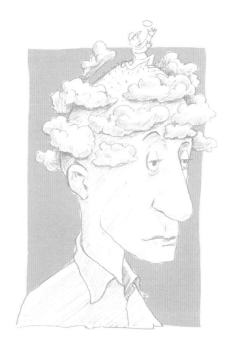

通常情况下，心因性失忆症在几天后症状会有所减轻。

然而，你也可以想象得到，这样的遗忘可能会导致严重的后果。例如在法庭审判中，被告人或受害人可以说他们记不得了，这究竟是故意欺骗还是确实遗忘了，人们往往无法确定。而且我们的记忆是可以被修改的。当人们反复面对一个虚假的、据说是发生在自己童年的故事时，慢慢地，这个故事就会成为他们记忆的一部分，直到他们无法分辨哪些记忆是真实的，哪些是虚假的。

"伐木工"身上发生的事情是很罕见的，这更可能发生在那些曾经有过脑损伤的人身上——"伐木工"在4岁时因车祸造成右颞叶受损。尽管如此，"不想记住"和"记不住"之间的界线仍很模糊。那位发生事故的年轻人后来也慢慢地想起他借来的那辆车和那场事故，在此期间，他的债务已还清，而这个故事也被大多数人遗忘了。不过，我自己对狂欢节派对仍然心存恐惧，也很少再参加了。

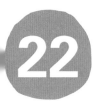

22 一个举世闻名的科学实验

奖赏与惩罚

伊万·彼得罗维奇·巴甫洛夫，我的老爸，获得了诺贝尔奖！这是我亲爱的老爸应得的。在此之前，我们已经挣到很多钱和很好的骨头。

但是从瑞典国王那里回来后，他就开始了他那一系列伟大的口水实验。他在我和埃戈里身上植入了小玻璃管，就垂挂在我们的上嘴唇下面。哦，天哪，刚开始时真让人烦，我没法侧躺，后来就好多了。他用那些小管子收集我们的口水，人们都说我们俄罗斯护卫犬的口水引起了一场生理学革命。我们早就习惯在桌子下面吃饭，可他却把我们放在桌子上吃饭。他还把我们绑在桌子上，有时是埃戈里，有时是我。我们脑袋前方有一块挡板，食物就从挡板的窗口那里过来。食物来的时候，和你们一样，我们的嘴里也会流口水。只不过你们的叫人嘴，我们的叫狗嘴①，其实都是一样的。于是老爸就推测出流口水是一

---

① 在德语中，动物的嘴和人的嘴是两个不一样的词。

种信号。

然后他开始在我们进食时发出各种噪声，尽管这很不应该。我只是一只狗，可我也学过餐桌礼仪。他用过节拍器、喇叭、铃铛，最后他只使用铃铛。每当铃声响起，他就给我们食物，总是铃铛-食物，铃铛-食物……从来没有反过来。但后来食物变少了，再后来只有铃声却没有食物了。吃东西的时候铃声倒没那么闹心，只是我的嘴巴总是很干，因为口水都流到小管子里去了。

当我们把东西都吃完后，老爸总是非常高兴。既然如此，我们都希望老爸开心，所以我们总是好好吃东西。有一天，老爸发现小管子里有了很多口水，他高兴得在实验室里跳来跳去。他挠挠我们的耳朵后面，给我们放了一天假。

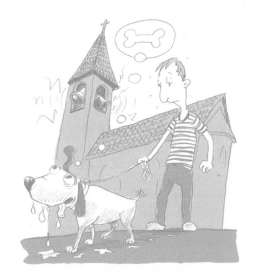

最后，不管有没有食物，我们都会流出很多口水。反正，老爸会因为玻璃管里的一点狗狗口水而高兴，也会因此而变得有名。

最后他变成了全世界都知道的名人，嗯，万众瞩目。

这就是老爸和我们的故事。另外，你如果来拜访我们，最好敲敲实验室的门，而不要按门铃。

伊万·彼得罗维奇·巴甫洛夫（1849—1936）发现他实验室的狗如果预测到会有食物就会分泌唾液。在他最著名的实验中，他在投食之前先摇铃铛，一段时间后，他发现即使不投放食物只摇铃，狗的唾液分泌也增加了。因此，巴甫洛夫提出了条件反射理论。

条件反射不仅仅是生物学概念，在经济学中也适用。美国心理学家费恩伯格做过一个著名的实验，结果表明：如果视野里有一个信用卡的标志，那么人会在更短的时间内花更多的钱买东西。通过训练，这种联想也可以被消除。

条件反射的基本机制是什么？实际的刺激物对巴甫洛夫的狗来说是食物，即非条件刺激，和新的、原本中性的条件刺激，如在此实验中是铃声的刺激，两者在大脑皮层上形成了暂时性神经联系。起决定作用的是两个刺激先后发生的时间非常接近。

我们经历的奖赏或惩罚会使我们的行为得到积极的强化或

消极的弱化。例如，因为犯了太多错，你在第一节课上受到新数学老师的批评，以致满脸通红，第二节课上也是如此，然后在第三节课上，或许你还没犯错就已经满脸通红了。是不是这样？这些事情的发生都是无意识的。把一种新的刺激（数学老师）和一种反应（满脸通红）联系起来，这就是一种条件反射。

接下来，也许你们想掉转矛头，想用这种方式让一位老师产生条件反射？神经科学家克里斯·弗里斯讲述过一个他在学生时代做过的实验，你可以在你的班级中试试。

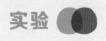

实验

如何使老师站在某个角落

你们商量好，每当老师走到教室左边的角落时，你们都表现得注意力不集中：夸张地打哈欠、写小纸条、说话等。而当老师走到教室右边的角落时，你们都表现得全神贯注：注视着他，点点头，感兴趣地做笔记。你们会发现老师在教室右边的角落停留的时间越来越长。如果你们想使这个成为一个科学实验，那么就选出一个记录员负责记录老师何时走向哪个角落。祝你们玩得开心！

去那儿和离开

睡眠与梦境

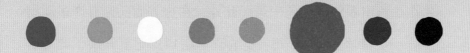

未解之谜

睡眠剥夺

　　为什么不在关键时刻熬几个通宵呢？为什么要"浪费"你生命中三分之一的时间在睡眠上？虎鲸在生命中的某些阶段几乎不睡觉，为什么我们人类不能呢？

　　我们，本书的两位作者，将带领大家进行一个自我试验——尝试不睡觉。针对那些喜欢睡觉或爱找借口的人，我们先在此给出我们实验的记录。此外，在这方面已经有许多动物实验。女科学家玛丽·德·曼纳欣早在19世纪就开展了此类研究，她的几只小狗死于睡眠被剥夺，坚持不睡时间最长的为143个小时。20世纪80年代，在一个类似的睡眠剥夺实验中，大鼠最长活了28天。但你是一个人，你在做这件事时必须是自愿的。那么，开始吧！

　　第1夜 毫无问题，你也经常通宵不睡。感觉稍微有点儿累，多喝了两杯咖啡。除了眼睛有些干，你没有别的感觉。

第2夜 难多了。你有三次差点儿睡着，其中有一次不得不去冲了个澡。你需要做一些转移注意力的事情，你必须走到人群中，通过交谈才能保持清醒。你在跳舞的时候会有点儿慌张，像喝醉的样子，唠叨一些傻话，但其他人认为这很有趣。快到早晨时情况会变得好一些。

第3夜 只有在朋友的帮助下你才能保持清醒，你的朋友需要不断地阻止你睡觉。他们必须在你的允许下使用一些手段，如拿着一个装满水的注射器，不时往你的脸上射。晚上，你又必须回到人群中。继续喝咖啡，但它也不再起作用了。你觉得不舒服。你再也不能忍受噪声。你刚才是不是有一小会儿耷拉着脑袋？专家们称之为微睡眠。在正式的实验记录中，这是被禁止的。

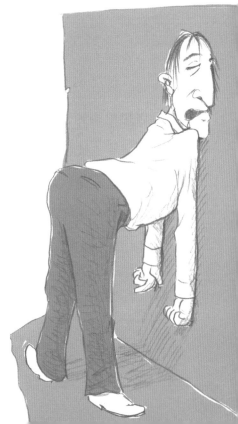

第4夜 你坚持不下去了，不是

吗？你只要坐下来就会睡着，站立突然变得很有挑战。奇怪的是，你更容易饿了，吃东西的时候保持清醒会稍微容易一些。你的头脑中总会冒出一些愚蠢的诗句，不过总比冒出来病菌好。除此之外，什么都没用了，当然毒品不是你的菜。此外，还有那两个家伙，他们在你的冰箱里对你微笑，其中一个手里拿着一块高达奶酪，另一个拿着一只绿色的蛤蟆……

你睡得特别沉，一动不动，以致脸上的皮肤被压出了印，现在什么都没法唤醒你了。你看，睡眠和死亡有某种相似性。这不足为奇，因为在希腊神话中他们有共同的母亲黑夜女神尼克斯，她是死神塔那托斯和睡神修普诺斯共同的母亲……

你醒了，发现自己躺在沙发上，穿着鞋子。你清醒了96个小时，最后产生了幻觉。你清醒的最后几小时的记忆是模糊的。可以想象得到，长时间的睡眠剥夺是很危险的，因此，剥夺睡眠的实验也被禁止了。

托尼·赖特以266小时的睡眠剥夺成为此项目的世界冠军，而兰迪·加德纳则坚持了264小时，他们都没有出现长期的后遗症。但是托尼·赖特说，这个挑战让他瞥见了另一个世界——一种思想高度集中的陶醉状态，也许这只能在清醒200小时之后才会出现。虽然如此，他还是很高兴自己终于可以去睡觉了。

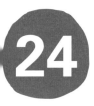

24 会传染的奇怪行为

打哈欠

　　在子宫里的第三个月，胎儿就会感到无聊了，开始打哈欠。人的一生都会打哈欠：张大嘴巴，打开咽喉，闭上眼睛，吸入空气，然后再呼出。打哈欠时，我们常会把手放在嘴前，迷信的人认为这样是可以防止灵魂逃逸。如今，用手捂嘴更多的是一种有教养的表现。但为什么要打哈欠呢？大脑为什么会让我们做这件事呢？打哈欠为什么会传染其他人？即使我们想到了这些，我们还是会不时打个哈欠，甚至当你读到此处时，你也可能打了个哈欠。很显然，我们累的时候会打哈欠，这特别常见，但令人困惑的是，我们起床后也经常打哈欠，考试前也是，而且动物头领比属下打哈欠更多，至少在猴子身上是这样。

　　2010年，第一届打哈欠研究者国际会议在巴黎召开，会上，雄心勃勃的专业哈欠研究者们展开了激烈的争论。有些人提出打哈欠可以冷却大脑，因为鸟类被冷水淋过之后会有一段时间不再打哈欠，人们应该早晨淋浴，这样就不会再打哈欠了。有些人却认为打哈欠是一种唤醒行为，人们只是想在晚上或早上使自己保持清醒，在考试前打哈欠也是同样的道理。还有一些人认为打哈欠的意义主要在于它对同伴的影响，通过与他人一起打哈欠，人们可能发出某种团结的信号——嘿，我和你一起保持清醒。这也许能解释为什么人在至少4岁以后，会受别人打哈欠的"传染"而打哈欠。

只有患孤独症的人和患有精神分裂症的人才很少打哈欠，不过，这也有可能是这些人与他人目光交流较少而造成的。英

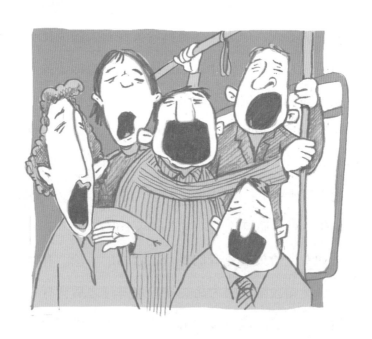

国研究者的一项研究表明：人类打哈欠"传染"到狗的可能性约为70%。嘿，你读这篇文章的时候打哈欠了吗？如果还没有，那么请把本文再读三遍，然后一定会打的。

睡　眠

睡眠的不同阶段

　　在20世纪50年代，科学家注意到在人睡眠的某个阶段，眼球会不停地转动，而此时人的脑电图看起来和清醒时几乎一样。尽管如此，睡着的人却很难被唤醒。这究竟是怎么回事呢？

　　如果你晚上睡不着，可以观察下其他睡着的人。通常，睡着的人都很放松，因为盖着被子，肢体的情况不太容易看到，但头露在外面，有一个阶段，你可以很明显地看到在闭合的眼皮下眼球快速地转动。

　　如果你这时唤醒这个沉睡的人，当然，非必要不要这样做，他可能会告诉你他刚做了什么梦，但也可能不会这样做，因为你把他吵醒了他很生气。睡眠的这个阶段称为快速眼动睡眠。在这个阶段，人们的梦最为强烈，最为丰富多彩。如果人连续几周总是在快速眼动睡眠阶段被唤醒，那么他就会越来越难以集中注意力，会暴饮暴食，并且会更有攻击性。快到早晨时，快速眼动睡眠比刚开始睡觉时更频繁。婴幼儿快速眼动睡眠在整个睡眠阶段占比较大，之后随着年龄的增长，占比逐渐下降。

　　睡眠分为三种类型：浅睡眠、深睡眠、快速眼动睡眠。睡眠周期就是从浅睡眠进入深睡眠，到快速眼动睡眠，再回到浅睡眠，不断循环。每个周期大约90分钟，如果一晚上睡眠按8小时计算，要经过4—5个周期。所以睡眠并不是简单的关闭清醒状态，相反，我们每天晚上都会经历不同的睡眠阶段。

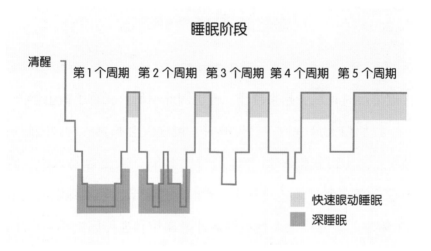

睡眠阶段

　　1862年，一位医学生就已发现了"睡眠的确定性"，并用实验证明了。这个实验有6名人员参加，每当他们中有的人快要睡着，这位医学生就敲击石板。经过无数次实验，敲坏了许多石板，他终于可以确定：人在入睡后一小时左右睡眠最深，在

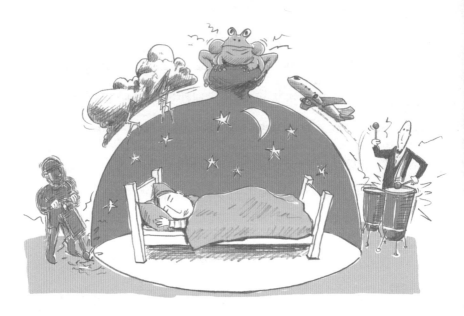

接近早晨时睡眠会越来越浅。他也因此项研究获得了博士学位。

我们白天清醒地四处奔波时，慢慢就会积累一种"睡眠负债"，它使得我们在晚上11点时比上午11点更容易入睡。我们总会在某个时刻必须睡觉。我们的昼夜节律和对睡眠的需求（个体之间差异很大）是由许多神经递质和遗传因素相互作用，共同控制的。

但我们究竟为什么需要睡眠呢？睡觉和坐在椅子上休息一会儿为什么不一样呢？做梦是为了什么？我们的脑科学家们会在下一章就这个话题展开讨论。

大脑中的电流与脑电图

大脑中的信息处理工作是通过神经细胞膜电位的变化实现的。这些电位变化非常微小，但往往是有节奏的，而且是在许多神经细胞中同步发生。大批神经细胞的电势叠加起来，人们甚至可以从颅骨、头皮等外部测量电位变化，即所谓的"脑电波"。

为了记录头部表面非常微弱的电位变化，研究人员在受试者头皮上放置测量电极，并把它们连接到一个敏感的测量信号放大器上。电位变化会被传递到一个测量记录器上，这个记录器能在纸上绘出脑电图。

脑电图是20世纪二三十年代由汉斯·伯杰研制成功的。他多次测量他的女儿伊尔莎，并把她的脑电图发表在科学杂志上。人们可以在1937年的一篇论文中看到当16岁的伊尔莎·伯杰在头脑中做减法计算时，她的脑电图是如何变化的。直到今天，脑电图在神经系统疾病的临床诊断中仍发挥着重要作用，尤其是对于癫痫的诊断。

脑电图在脑科学研究中也占据着重要的地位。与功能性磁共振成像相比，脑电图具有很高的时间分辨率，这意味着人们可以测量非常快速的大脑活动的变化。比如，给受试者看棋盘图案，大约50毫秒后，脑电图就可以测出视皮层的电位变化，而功能性磁共振成像信号在此后几秒钟之后才出现。但在定位精确度方面，脑电图略逊于功能性磁共振成像，因为所测电位经过了颅骨和头皮的过滤，精确度降低。

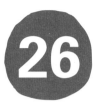

睡一会儿吧

睡眠的好处

除了每周三下午1点15分的午餐会外，维尔瓦尔教授和拉斯特罗斯教授偶尔也会突然拜访对方。维尔瓦尔教授通常躺着工作，拉斯特罗斯教授最喜欢站立着思考或一边走一边思考。

拉斯特罗斯："我的同事，我每次去您的办公室时，您都躺在沙发上。是您的钱能够自动生钱，还是您放权博士生，让他们自学成才？"

维尔瓦尔："匆匆忙忙地跑来跑去极难得出伟大的思想成果，我的同事，这也适用于喜欢在他人办公室里巡视的人。整日四处奔跑的动物思想上都比较贫乏，猎犬和猎豹就是这样。相反，猪就是聪明的动物。"

拉斯特罗斯（窃笑）："据我所知，猎豹一天中的大部分时间都在休息。您可以自己比较一下它和猪。"

维尔瓦尔:"学习主要是在睡眠中进行的,我的同事。"

拉斯特罗斯:"这只是借口。此外,人们在快速眼动睡眠期间学习的主要是运动技能,而且快速眼动睡眠在婴儿时期占比更重。如果是像您一样躺着,这些运动技能就永远也用不上。"

维尔瓦尔:"那么非快速眼动睡眠期间呢?您也知道,人们学习了知识之后,睡觉的人比不睡觉的人记得更好。"

拉斯特罗斯:"亲爱的教授,睡觉意味着遗忘。"

维尔瓦尔:"您又混淆了数量和质量。有研究显示:中午人们睡一会儿,之后的工作效率更高。也许这正是您所需要的吧,我的同事。悄悄说一下,人们在睡眠中还会长个儿,也许您能再长高10厘米。"

听到这里,我们还是走吧,让两位教授继续进行他们的口水战。但是，人们真的能在睡梦中工作吗？反正法国诗人圣波尔鲁在他的书房门上挂了个牌子：别叫醒我，诗人正在工作。

关于睡眠的功能，目前的研究只揭开了冰山的一角。但是你也知道，歇一下和真正睡一会儿是有区别的。当然，睡眠不仅仅是休息，儿童在睡眠中还会长高。那么成年人为什么还要睡觉呢？睡眠的一个功效已被证实：睡眠能增强免疫力。睡得太少的人更容易生病。那么人们应该睡多长时间呢？这因人而异，一个成年人每夜适当的睡眠时间介于6至9小时之间。

然而，在睡眠中大脑也有可能在"整理"白天所经历的事情，也就是说，巩固那些应该被记住的事情，剔除那些我们可以安心遗忘的事情。这种"思想整理"是否决定了梦，现在还不确定，但有一段时间这是普遍的看法。

睡眠还有一个功能被研究得最多：巩固记忆。例如在考试前，睡眠对于巩固大脑中已储存的内容尤为重要。此外，人们在睡眠中巩固运动记忆，特别是在快速眼动睡眠中。据研究，婴幼儿快速眼动睡眠阶段的比例更高。

一直以来，梦都特别神秘，主要是因为人们在研究中几乎无法探知梦的内容。梦研究的一个主要问题是：梦是否像弗洛伊德医生认为的那样，是对愿望的满足？许多梦都是充满恐怖

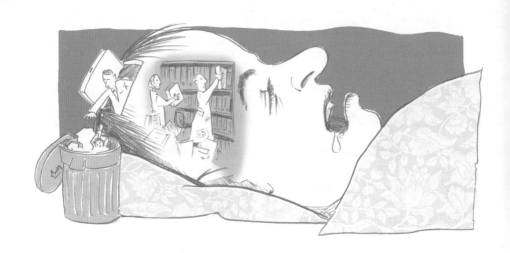

的，让人想逃跑，这是在为逃避可能发生的危险做练习吗？至今，人们还无法解释梦所拥有的功能。

人们可以练习记住自己的梦。最好是在你的床边放一本"梦境日记本"，清晨一起来，你试着积极地回忆你的梦，然后写下来。和好朋友交流梦境是很令人兴奋的，你可以试着给别人解解梦。

这儿谁说了算？

做决定与自由意志

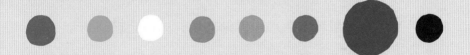

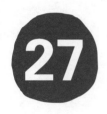

行为的真正原因

日常的决定

你为什么买这本书？好吧，你没有买它，是别人送你的。那么，一周前的那个晚上你为什么开始读它呢？"我对大脑极其感兴趣，这本书正是我一直期待的。"你可能会这么说；或者"我只是无聊到了极点，电视上也没什么有趣的东西"；又或者"我叔叔送了这本书作为我的生日礼物，下次见到他时，他一定会问我里面写了什么"……无论如何，你都会想到一个答案，并且你会觉得这个理由很有逻辑。我们通常都能很容易地为我们的决定和行为找到合理的理由，即使是最微不足道的日常决定。"你刚才为什么拿起你面前的杯子喝里面的水？""很简单啊，因为我正好渴了。"

但是，我们为自己的行为给出的理由是真正的原因吗？我们究竟能否认识到我们行为的真正原因？

那么，究竟什么是"真正"的原因？前一些年，瑞典的一个研究团队就这个问题开始了实验。彼得·约翰森和他的同事们怀疑我们对自己的行为做出的解释只是事后才想出来的。为了证明这一猜测，他们向受试者成对地展示两个女人的照片，这两个女人或者长得很像，或者长得很不一样。受试者的任务：首先是从展示的照片中选出更有吸引力的那个，然后他们被要求解释为什么认为所选的人更有吸引力。然而，他们不知道的是：有时他们做完选择以后，科学家们会偷偷地调换照片。所以，受试者需要证明的更有吸引力的那

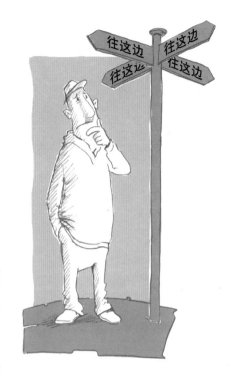

个人也许根本不是他们之前选出来的人！

　　人们可能会认为，受试者会说："等会儿，我根本没选这张照片！"但事实上，在绝大多数情况下，他们完全没有意识到自己被骗了。他们眼皮都不眨一下，就给出了解释，例如"她笑起来如此友好""在酒吧里，我更愿意和她说话，而不是另一个""我觉得她的耳环很美"等。然而，他们说到的这个人根本不是他们在现实中选择的更有吸引力的那个，绝大多数受试者

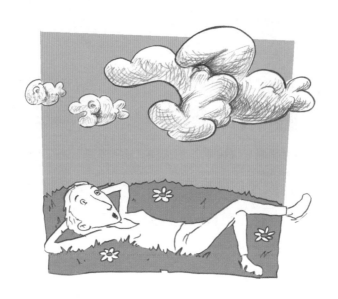

根本没有意识到他们有可能会被牵着鼻子走。有趣的是，供选择的两个人有多相似，这点完全不重要。受试者通常意识不到受骗，其原因并不在于他们混淆了两张照片。

很显然，我们都是为自己的决定找出合理解释的大师。我们承认瑞典研究团队的实验有点儿狡猾，但是它让我们清楚地看到：我们在这方面灵活得令人惊讶，我们总是乐于在事后为自己的决定和行为找个合理的解释。我们的大脑似乎总是在尝试解决我们感知到的各种矛盾，为此，我们有时需要付出一点儿代价——欺骗自己。

那么你可以试着模仿瑞典研究人员的实验，在你的同学身上试试。毕竟，实验结果可以被重复证实，这是科学中最重要的原则之一。

科学家的伎俩

在心理学领域，科学家往往需要借助一些伎俩"欺骗"受试者，因为只有这样才能发现隐藏在幕后的东西。通过一个所谓的"识人故事"，人们可以使受试者的注意力从实验的真正目的上移开。在上述研究中，"识人故事"十分简单，参与者会较容易理解，这个实验探讨的问题是：什么样的脸部特征会让人感觉有吸引力？

但也有更复杂的"识人故事"，例如人们会告诉受试者，受试者要和旁边房间里的另一名受试者一起玩电脑游戏。事实上，受试者是和电脑程序玩游戏。当然，为了对受试者公平，人们会在实验结束后告诉他们这是一个"骗局"，大多数人都会付之一笑。但是心理学家在许多人心目中都留下了总是欺骗受试者的名声。我也曾经遭遇过，在给受试者介绍实验的时候，他们问研究的真正目的是什么，他们已经知道科学家们可能想要"愚弄"他们……

现在，摸着良心说说，你是否能想起你在生活中做过的一些决定，其原因并非你后来想出来或说出来的，而可能是其他一些原因？你开始弹吉他真的是因为吉他好听吗？还是因为你的嘴边刚溜出"鼓"这个词时，你的妈妈立刻瞪圆了眼睛？

28 "我也没办法，是大脑的错"

大脑与犯罪行为

如果我们的行为源于大脑，那么我们的大脑是否还需为行为负责？如果我罹患大脑疾病，是否我做的所有事情都自动被原谅，是否我可以做一切我想做的事情，而无须为此承担责任？而且，既然所有的行为都是由大脑控制的，那么我还怎么能为我的行为负责任呢？

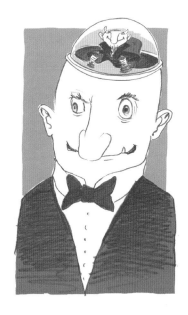

究竟何时犯罪行为可以用大脑疾病解释，什么时候不可以？许多国家的量刑标准都是相当明确的，判定可用大脑疾病解释的犯罪行为需要大脑疾病和可量刑的行为之间存在明确的关系。因此，病人如果被判定为无行为能力，他不会被判坐牢，而是需要接受医生的治疗。但这通常需要在剥夺病人人身自由的前提下，因为不管他是否具有行为能力，人们都必须保护其他人在任何情况下免受其行为的伤害。

现在的问题在于，我们很难——有人说是不可能——明确地区分疾病和健康、症状和犯罪行为、病人和罪犯。如果没有明确的病理变化，那事情就更难了。

心理变态是一种疾病、一种严重的人格障碍，患者缺乏同情心、责任感和良知，他们常常会做出犯罪行为。科学家对比了患有心理疾病的病人和健康人的大脑结构，发现患有心理疾病的病人的额叶体积更小，即在控制社会行为方面发挥重要作用的大脑部分更小。那么，真相大白了，额叶的大小和犯罪行为之间有关系！那一个重刑犯难道不能在法庭上要求做脑部检

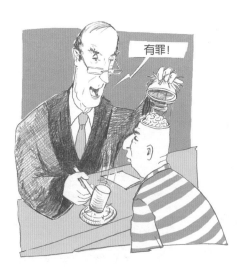

查，测量他额叶的大小吗？如果脑部检查显示，重刑犯的额叶比大部分人小，那么他会被判为限制行为能力人或无行为能力人吗？

要回答这个问题，我们必须认真研究一下那个揭示大脑结构和犯罪行为之间关系的实

验。相关脑区的体积较小真的是犯罪行为的原因吗？两者的联系是否也可能只是一种巧合，或许犯罪行为与另一个原因的联系才是关键？

让我们用一个例子来揭示原因和结果之间存在的问题——

一项研究表明，女孩的德语成绩比男孩更好，在小学时就是这样，人们是否就可以得出女孩更有语言天赋的结论？

女孩德语成绩较好，可能是因为小学中女教师比男教师多得多。女教师设计的课程可能更适合女孩而非男孩，她们选择的文本可能会让女孩更感兴趣，或者她们会更加关注女孩的而非男孩的学习问题。那么，女孩的好成绩将与性别本身关系不大。我们不知道这种猜测是否正确，但这个例子告诉我们：只是证明了两组之间（罪犯和非罪犯、女孩和男孩）有区别，这并不能表明这种区别的原因是什么，以及这种区别与结果的关联。

假设12岁的保罗在大多数科目上都相当出色，但他的德语得分总是在及格线上下徘徊。虽然男孩的德语考试平均分比女孩低，但我们仍不能说："可怜的保罗，他的德语太差了。这不是他的错，毕竟他只是一个男孩。"相反，我们应该帮助他提高，并努力激发他对德语的兴趣，或者建议他头悬梁，锥刺股，勤奋学习德语。

这也完全适用于犯罪行为的量刑。虽然大脑检查显示被告人有一个萎缩的小小的额叶，被告人也说"我也没办法，是大脑的错"，但这并不一定表明他对自己的行为无能为力。

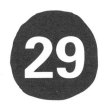

29 大脑是否有自由意志

拉斯特罗斯教授和维尔瓦尔教授午餐时又在食堂见面了。

拉斯特罗斯："用餐愉快，我的同事！在芥末酱中加鸡蛋，我们的食堂又一次超越了自己，对不对？我真应该吃火腿面的。"

维尔瓦尔："也祝您用餐愉快，我亲爱的同事！但请不要再抱怨食堂的食物，并影响我的用餐心情，毕竟没有人强迫您来食堂吃芥末酱鸡蛋。"

拉斯特罗斯："这并不能使鸡蛋变得更好。"

维尔瓦尔："这可能不会让鸡蛋变得更好，但最终这是您自己的责任，您本来可以选火腿面的。如果您觉得食堂的饭菜都这么难吃，您也可以从家里带些来。"

拉斯特罗斯："作为人类学家，您也许有时间，我反正是没有时间做三明治当午餐。"

维尔瓦尔："正如我之前所说，来这里吃午餐，吃芥末酱鸡蛋，这是您自己的决定。"

拉斯特罗斯："您说'自己的决定'是什么意思？不要再给我讲关于自由意志的童话故事！"

维尔瓦尔："您是想说鸡蛋是您被迫选的吗？您之前完全可以选择火腿面啊。"

拉斯特罗斯："我根本没有选择。在这种情况下，我根本不可能做出不一样的决定，因为这是我大脑活动的结果。而这一刻的大脑活动又是前一刻大脑活动的结果，前一刻的又是再之前的大脑活动所决定的，以此类推。因此，我的决定不是自由的，而是我的大脑活动预先决定的。这么说完全符合逻辑。我只需要一件事一件事地说出来，这样就能得出它不是自由意志的结论。"

维尔瓦尔："所以您是您自己的大脑活动的受害者？你会成为一个哲学家。"

拉斯特罗斯："您在羞辱我！如果您问我，我会说哲学在今天完全是一个多余的行当。我无法亲自测量的东西，我就是无法相信！哲学家们那些荒谬的胡言乱语有什么用？"

维尔瓦尔："作为一个科学家，您竟然天真地相信人类思想可以简化为大脑中的生化过程？我完全同意您的观点：有关芥末酱鸡蛋的决定并非人类思想活动巅峰的结果，更不用说我在您的身上还没有观察到这样的巅峰。但是自由地根据自己的意志做出决定，这正是人之为人的原因：成为一个有理性的生物，能够并且必须为自己的行为负责！"

拉斯特罗斯："当然，我并不想给您的大脑赋予太强的工作能力，但是您觉得您是怎么做出决定的呢？您当时是理智的还是不理智的？如果不是通过大脑中数以亿计的兴奋的神经细胞——对于您来说，这是毫无计划的吗？"

维尔瓦尔："我的意思是说，大脑与做出决定并非毫无关系，但是，您想把自由地做出决定简化为一些神经细胞的兴奋，这真是荒唐！"

拉斯特罗斯："这并不荒唐，而是完全符合逻辑的。"

维尔瓦尔："那么我们就和机器没什么区别了，就像某种机器人配备了特别复杂的硬件和软件，并通过它们支配其行为。"

拉斯特罗斯："正是如此！"

············
关于大脑是否有自由意志，我想两位教授可以无限地讨论下去。

你知道大脑中发生了什么吗？

考考你！

1.动作电位是什么?

a 同时激活多个运动神经细胞,它们是实施动作的基础。

b 神经细胞膜上短暂的电位变化。

c 人们通过自己的行为影响他人的能力。

2.注意力是什么?

a 用于从众多的感官刺激中筛选出重要的信息。

b 与大脑皮层的功能无关。

c 用于保护感觉器官,避免它们受到过多的刺激。

3.为什么你给自己挠痒痒没有那么痒?

a 因为人们不会认为自己很有趣。

b 因为通过自己的触摸产生的大脑活动会自动被抑制。

c 因为麻痒的刺激是由疼痛受体传递的,而自己触摸时,这些受体的灵敏度会降低。

4.关于精神类药物的说法，哪种是正确的？

a 它们会让人上瘾。

b 它们影响大脑中的神经递质的工作。

c 像毒品一样，它们会让人产生幸福的感觉。

5.在看到喜欢的人时，大脑会怎么样？

a 大脑中的惩罚系统被关闭。

b 通过刺激导向的注意力控制，自主神经系统被关闭。

c 大脑中的奖赏系统会被激活。

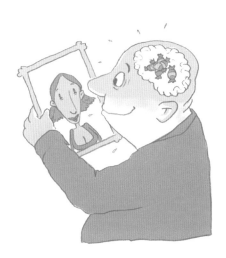

6. 关于大脑半球的说法哪种是正确的?

a 大多数人的语言中枢都在左边。

b 大多数左利手的语言中枢都在右边。

c 身体的右侧是由右脑控制的。

7. 关于动物和语言，哪个是对的?

a 蜜蜂使用一种"舞蹈字母表"拼写单词。

b 猩猩是语言方面最发达的动物。

c 狗可以学会200多个单词的含义。

8. 天才们（达·芬奇、爱因斯坦）的大脑和普通人的大脑有什么根本的区别?

a 天才们的大脑更大、更重。

b 天才们的大脑和普通人的大脑没有区别。

c 天才们的大脑有更多的皱褶。

9.哪三个词最容易被记住?

a 玫瑰、烟灰缸、奥斯陆

b 贝尔斯图格、克尔施、卡施托图

c 猪、牛、鹅

10.下列有关睡眠的说法,哪种是正确的?

a 喝酒后,人们更容易睡到天亮。

b 在夜晚结束时,人们一般处于深睡眠阶段。

c 睡眠有助于记忆。

11.什么是梦?

a 是一种存放无用想法的"垃圾场"。

b 梦境的含义常常是无法解释的。

c 对接下来的日子没有预示能力。

12. 关于自由意志，下面哪种说法正确？

a 主要由小脑控制。

b 会因自主神经系统的疾病而停止。

c 在额叶受损的情况下可能受到限制。

13. 智商测试前做以下哪些事，最有可能提高你的测试成绩？

a 告诉自己：你擅长这个科目。

b 跑400米。

c 吃一块巧克力。

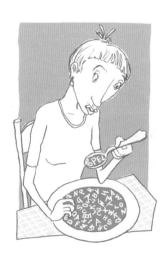

索　引

阿尔茨海默病　是一种起病隐匿的进行性发展的神经退行性疾病，该病会出现越来越多的记忆障碍，至今尚无法治愈。患者主要是老年人。

布罗卡失语症　布罗卡区位于额叶，是运动性语言中枢。患者语速缓慢，说话时难以找到合适的词语，并且缺少语法结构，但是相对来说，患者能够较好地理解语言。

磁共振成像（MRI）　在医学诊断和研究中，用来描绘身体组织和器官的结构和功能的成像程序。与计算机断层扫描不同，计算机断层扫描是基于X射线工作的，而磁共振成像则是基于对强磁场的使用。

大脑皮层　像外皮一样包裹在大脑和小脑外缘的神经细胞群。

岛叶　大脑皮层的一部分，位于额叶和颞叶之间的凹陷处，并被它们覆盖。岛叶的重要功能在于感知自主神经系统的反应，对感官刺激做出情绪评估。

癫痫　俗称"羊痫风"。癫痫是大脑中的神经细胞异常高频放电，并发生扩散，引起短暂中枢神经系统功能失常。癫痫发作可能找不到任何原因，也可能是某种脑部疾病的征兆，如脑瘤或大脑中的炎症。

额叶 位于额头正后方的大脑部分。

反射 在中枢神经系统的参与下，机体对内外环境刺激所做出的规律性反应。

弗洛伊德（1856—1939）奥地利医生和心理治疗师，精神分析学派创始人。

伏隔核 基底神经节中的小小的核团，在奖励机制中发挥核心作用。

海马体 亦称海马回，位于大脑的颞叶部分，它在记忆功能方面起了决定性的作用。

基底神经节 亦称基底核，大脑下部由多个神经细胞群组成的一块组织，它主要参与运动的调节。

恐惧症 一种持续的、病理性的夸张恐惧，它针对特定的对象或情况。

快速眼动睡眠 以快速眼动（Rapid Eye Movement）、生动的梦境和肌肉紧张为特征的睡眠阶段。

利手 人在日常生活中惯用的手，大多数人是右手。人类，还有许多动物，在完成要求较精细的手部运动任务，例如写字时，会表现出来。

脑回 大脑皮层中呈现隆起的部分，与呈现裂缝状的脑沟相对，它主要参与调节注意力、情绪和痛感。

脑瘤 脑组织或脑膜组织里的病理性增生，由细胞生长的失控造成。脑瘤挤压或破坏健康的脑组织，从而造成脑功能的障碍。

扫视 快速、突然的眼球运动。通过扫视，眼睛的焦点得到改变。

神经元 亦称神经细胞，人类和其他动物神经系统中最基本的结构和功能单位。神经元专职于兴奋即电信号的传导。

失忆症 表现为记忆或学习能力的明显丧失。

视皮层 主要位于大脑皮层的枕叶的一部分，是处理视觉刺激的地方。

韦尼克失语症 韦尼克区位于颞叶，是视觉性语言中枢。患者说话流利但有错误，并且其语言理解力受到严重的干扰（感觉性失语症）。

小脑 位于大脑后方的脑组织，它对于运动的控制尤为重要。

杏仁核 位于前颞叶背内侧部的杏仁状神经细胞群，它主要参与情绪的感知，也参与学习的过程。

自主神经系统　调节身体重要的基本功能，如心跳、血压、呼吸、消化等。由于其功能在很大程度上是自动运行的，不受意识支配，因此它被称为自主神经系统。

中风　脑卒中，一种急性脑血管疾病，患者部分大脑的血液供应受到阻碍，其结果是暂时的或永久的大脑功能丧失，严重的中风会导致死亡。

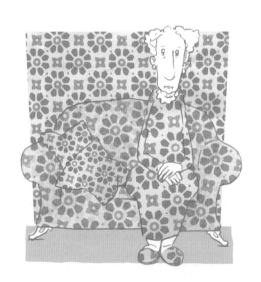

答 案

第119页：

1. d

2. d

第120页：

4. 下一个数是34。

理由：下一个数总是前两个数之和。

5. 正确的数字是2160。

理由：下一个数字总是上个数字与一个整数乘数相乘。而这个乘数是数字的位次，每次增加1，所以3乘以2（乘数）等于6，6乘以3（乘数）等于18，18乘以4（乘数）等于72……最后360乘以6（乘数）等于2160。

第121页：

6. 图b和图d。

第162—166页：

1. b

2.a

3.b

4.b

5.c

6.a

7.c

8.b

9.c

彼此之间有联系的词语最容易被记住，这也是因为人们可以把它们放入图像中（例如此处是农场）。

10.c

当血液中含有酒精时，人们往往能更好地入睡，但是更容易在半夜醒来（所谓的"终点失眠"）。深睡眠阶段在入睡初期更频繁，时间更长。

11.b

关于梦有很多理论，但是都还没有被证实。

12.c

13.a